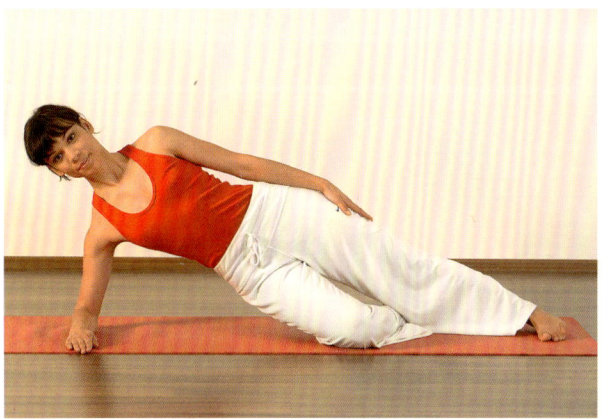

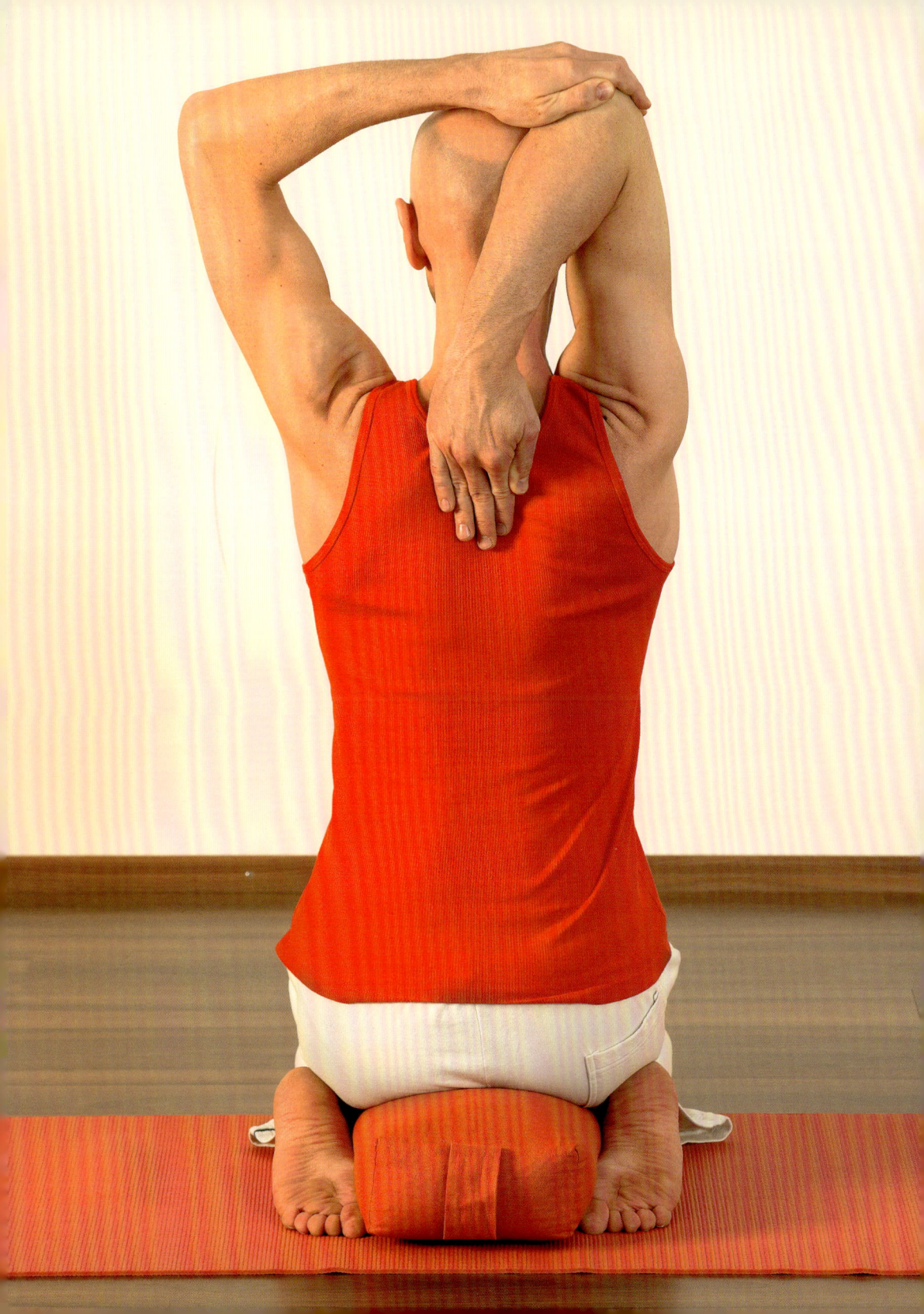

WOLFGANG MIESSNER · AMIENA ZYLLA

RELAX-YOGA

Für Schulter und Nacken

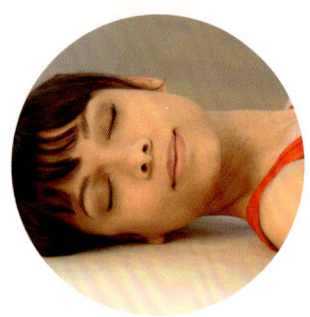

Inhalt

Ein Wort zuvor

Ja, wir müssen alle viel auf unseren Schultern tragen. Manchmal kann die Last ziemlich schwer werden und dann sinken wir in uns zusammen, weil wir das »Gewicht des Tages« nicht mehr bewältigen können.

Vielen Menschen geht es so wie gerade beschrieben. Mal besser, mal schlechter. Das erwähnte »Gewicht des Tages« bezieht sich nicht nur auf das Gewicht unseres Kopfes, sondern auch auf das psychische Gewicht, das wir uns selbst auferlegen oder von außen aufgeschultert bekommen. Dieses Buch möchte Ihnen eine kleine Unterstützung sein, damit Sie den »Druck, der einem im Nacken sitzt« mit mehr körperlicher Leichtigkeit und mentaler Gelassenheit bewältigen können.

Positive Entlastung

Stechende Rückenschmerzen, quälende Nackenverspannungen und Probleme mit den Schultern, die bis in die Arme ausstrahlen, sind in unserer westlichen Kultur ein weit verbreitetes Phänomen. Obwohl wir uns aufgrund der zunehmenden Technisierung – mehr und mehr Maschinen und Geräte »erleichtern« uns den Alltag – immer weniger »be«lasten müssen, leiden wir unter zunehmender »Über«lastung und sehnen uns immer mehr nach »Ent«lastung. Yoga ist ein besonders guter und mittlerweile auch wissenschaftlich anerkannter Weg, dem Körper und auch dem Geist diese lang ersehnte Entlastung zu geben. Wir können das selbst täglich bei unseren Yogaschülern beobachten.

Wir wünschen Ihnen mit dieser Lektüre und der beigefügten CD viel Spaß und fruchtbare Inspiration durch die verschiedenen Übungsanregungen. Fangen Sie am besten gleich damit an, Ihren Alltag bewegungsreicher und beschwerdefreier zu machen.

Amiena Zylla und Wolfgang Mießner

Dieses Buch

Wir haben das Buch für Sie in drei Kapitel gegliedert und möchten Sie bitten, diese nacheinander durchzuarbeiten. Das erste Kapitel »Yoga Wissen« gibt Ihnen eine kurze Einführung in den Yoga und vermittelt einige anatomische Grundlagen zur Thematik Schulter und Nacken. So können Sie möglicherweise gleich zu Beginn eigene Beschwerden besser einschätzen.

Die unterschiedlichen und abwechslungsreichen Übungen im zweiten Kapitel »Yoga Üben« sind nach einem bestimmten System aufgebaut, das wir Ihnen ausführlich zu Beginn des Kapitels erklären. Für alle, die dann das Verlangen verspüren, regelmäßig und auch mehr zu üben, haben wir im dritten Kapitel »Yoga komplett« mehrere abgeschlossene Übungsprogramme zusammengestellt. Außerdem geben wir Ihnen hilfreiche Informationen darüber, wie Sie Ihre persönliche Übungsroutine planen können.

Weil Beschwerden im Schulter-Nacken-Bereich bei jedem Menschen aus verschiedenen Gründen entstehen, finden Sie in unserem Buch eine abwechslungs- und facettenreiche Palette von Übungen. Die wichtigsten Voraussetzungen für Ihren persönlichen Erfolg sind Eigenverantwortung und Entwickeln eines neuen Körperbewusstseins.

Die beiliegende CD enthält ein komplettes Übungsprogramm, das Sie im Buch auf Seite 87 in ähnlicher Form finden, ein Nacken-Not-Programm, eine einfache Atemübung und eine 15-minütige Entspannung. Mehr Informationen erhalten Sie auf Track 1.

Falls Sie gerade jetzt (wieder einmal) unter Nackenschmerzen oder -verspannungen leiden, dann blättern Sie am besten gleich zu Seite 90. Dort finden Sie eine Erste-Hilfe-Übung für sofort, damit Sie danach etwas entspannter und befreiter an diesem Buch weiterlesen können.

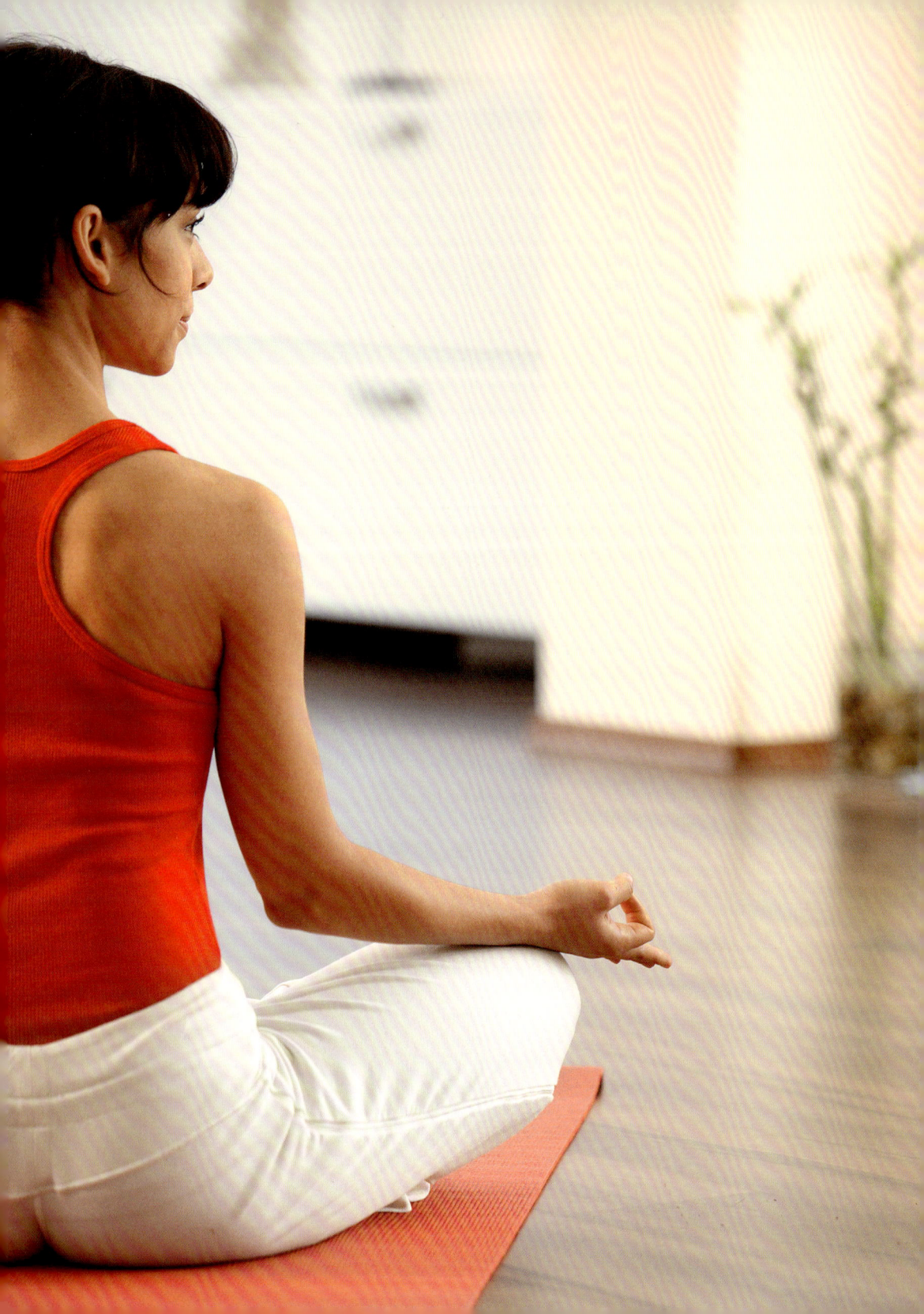

Yoga wissen

Der Mensch als Wunderwerk der Natur besteht aus mehr als nur aus seinen Knochen, die er mithilfe seiner Muskeln durch die Umwelt bewegt. Er hat auch einen ganz eigenen Atem, einen eigenen Geist, eine eigene Seele. Durch Yoga sollen wir lernen, wieder bei uns, bei diesen Ebenen anzukommen. Yoga soll uns helfen, uns in Balance zu bringen und dort zu halten.

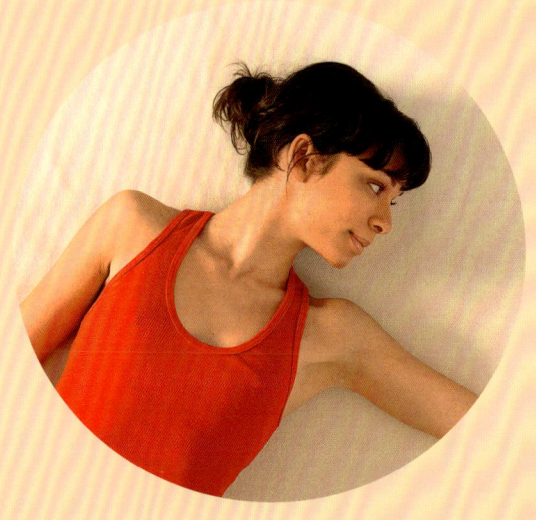

Yoga in Kürze

Alle reden über Yoga, überall liest man davon. Bücher, Zeitschriften, Internet und Fernsehsendungen berichten unentwegt darüber. Manchmal weiß man angesichts dieser Informationsflut gar nicht mehr, was Yoga eigentlich wirklich ist – eine Art Gymnastik oder Fitnesstraining, eine Methode zur Stressreduzierung oder Gesundheitsvorsorge, ein spiritueller Weg oder reine Meditation mit dem Ziel der Selbstfindung?

Der ursprüngliche Sinn

Wollte man Yoga in aller Kürze beschreiben, dann etwa so: Yoga ist ein Schatz von Erfahrungen, Erklärungsmodellen, Übungen und Handlungsideen, er ist ein Übungsweg für Körper, Geist und Seele. Yoga gibt es bereits seit einigen tausend Jahren. Einiges ist bis heute erhalten geblieben, Manches hat sich der sich ständig verändernden Welt angepasst. In der Anfangszeit des Yoga war man der Ansicht, dass Glück und Zufriedenheit nicht durch Zufall entstehen, sondern dass man sich darum bemühen könne. Dazu brauchte es jedoch einen langen Atem und vor allem Hinweise, wie man dies erreichen könnte. Yoga entwickelte hierfür vielfältige Konzepte und Vorschläge – etwa Körperübungen, Atemübungen sowie Methoden zur Entspannung und Meditation. Ebenso entstanden Ideen und Hinweise für den Umgang mit sich und anderen Menschen. All das sollte eine körperliche und emotionale Grundlage schaffen, mit der man seiner Umwelt offen und angstfrei begegnen konnte.
Schon damals erkannte man, dass wir Menschen mehr sind als nur lebendiges Fleisch. Wir sind Körper, wir sind Atem, wir sind Geist. Wir sind ein Ganzes, in dem alles in einer lebendigen und interaktiven Verbindung miteinander steht. Beim Yoga gilt es, alles zu verbinden.

Der populäre Hatha-Yoga ist etwa
800 n. Chr. entstanden und hat
heute wie damals die Selbster-
kenntnis und die Vereinigung von
Körper, Atem und Geist zum Ziel.
Er sieht den Körper als Ausgangs-
punkt dieser Erkenntnis, denn
ohne die Sinne und die Fähigkeit
der Interpretation unseres Körpers würde unserem Geist die
Möglichkeit der Ausdrucksebene
fehlen. Diese Ausdrucksmöglich-
keit des Körpers werden Sie leicht
erkennen, wenn Sie Menschen
auf der Straße beobachten oder
mit ihnen kommunizieren. Da
gibt es verschlossene Menschen
und extrovertierte, verwirrte und
klar denkende, wild gestikulie-
rende und sanft handelnde, vor
Eile rennende und vor Langeweile
sitzende, man sieht aufrecht stehende und sich mit krummer Haltung quälende, weil ihnen »etwas

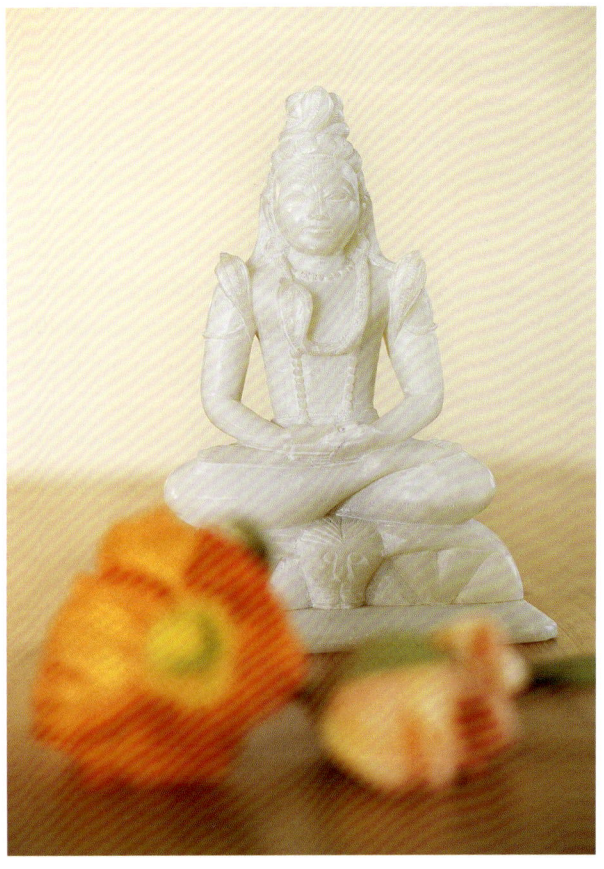

im Nacken sitzt«. Jeder lebt in seiner Welt, so wie er sie sieht
und empfindet, jeder handelt nach seinem Denken und nach
seiner Sicht der Dinge – doch alle Menschen teilen ihre Gefühle
über die weit reichenden Fähigkeiten ihres Körpers mit. Das passiert jedoch meist unbewusst. Yoga diente und dient dazu, uns
dies bewusst zu machen und unseren Geist – Gefühle, Empfindungen und Gedanken – wieder mit unserem Körper zu vereinen.
Dann werden wir die Dinge so sehen, wie sie wirklich sind und
nicht so, wie wir sie persönlich interpretieren oder gerne hätten –
innerlich befreit von der materiellen Welt.

*Wer regelmäßig Yoga
übt, kommt bei sich
selbst an und bemüht
sich um die Klärung
seines Geistes.*

Yoga ist immer genau das, was man zum gegebenen Zeitpunkt als »Ist« definiert. Wenn sich dieser Gegenwartszustand in irgendeine Richtung ändert, ist das lediglich ein Zeichen von persönlicher Entwicklung in eine bestimmte Richtung. Alles kann, nichts muss.

Der heutige Sinn

Yoga hat sich bis zum heutigen Tage weiterentwickelt, ist ständig in Bewegung und modern geblieben. Yoga hat sich verändert, man könnte auch sagen, die Menschen haben Yoga ihren sich wandelnden Bedürfnisse angepasst. Mittlerweile gibt es unterschiedliche Richtungen und Traditionslinien, und so kann Yoga für viele Menschen sehr viel sein. Manche Schulen stellen den traditionellen Aspekt der Selbstfindung und Spiritualität, also den geistigen Aspekt, in den Vordergrund, andere wiederum legen den Schwerpunkt auf die Körperübungen. Dann dient Yoga als Mittel zur körperlichen Ertüchtigung und Gesundheitsvorsorge oder als Therapie. Fast jede Schule unterrichtet jedoch Körper-, Atem- und Entspannungstechniken als Kombination. Der Wunsch nach der bereits erwähnten Verbindung mit den entsprechenden Zielen ist also immer noch vorhanden.

Wer sich nach geeignetem Unterricht oder einem passenden Buch umsieht, wird bestimmt das finden, was seinen persönlichen und momentanen Vorstellungen entspricht. Sie haben es mit diesem Buch gefunden.

Wie Yoga wirkt

Der Yoga, eine der ältesten Lehren vom Leben, spricht den Menschen also auf mehreren Ebenen an. Durch die unendlich vielen Übungstechniken wirkt Yoga immer ganzheitlich. Er hat umfassende und integrative Wirkungen auf den Körper, den Atem, den Geist.

Um diese Wirkungen zu erzielen, muss man allerdings – heute wie damals – geduldig, systematisch, regelmäßig und achtsam üben.

Üben Sie heute das, was Ihnen möglich ist, so gut wie Sie es können, seien Sie ehrlich zu sich und aufmerksam. Dann werden Sie sich körperlich und geistig schrittweise weiterentwickeln und bald auch anspruchsvollere Übungen meistern.

Yoga
- erhält und fördert die körperliche und seelische Gesundheit und das allgemeine Wohlempfinden,
- schult das Körperempfinden,
- macht den Körper beweglich und kräftigt die Muskeln,
- wirkt vorbeugend gegen Arthrose und Osteoporose,
- verbessert die Atemqualität,
- lindert Stress, der Ursache vieler Krankheiten sein kann,
- entspannt den Geist und reduziert den »inneren Tonus« des Körpers,
- mobilisiert körpereigene Energien,
- fördert geistige Entwicklung und Reife,
- erhöht das Selbstvertrauen und verbessert die Konzentration,
- schärft die Sinne und das Wahrnehmungsvermögen,
- bringt Ihnen bei, sich selbst und andere so anzunehmen, wie sie sind.

Durch regelmäßige Yogapraxis stellt sich ein völlig neues und positives Lebensgefühl ein. Die Körper-, Atem- und Entspannungsübungen führen dazu, dass wir unser eigenes Potenzial nach und nach besser erkennen und in Einklang mit unserem Leben bringen. Zu dieser Harmonie gehört auch, dass wir mit Hilfe von Yoga körperliche Beschwerden in den Griff bekommen, sie aber vor allem vermeiden können.

Schon einfachste Körperübungen zeigen bei regelmäßiger Praxis ihre Wirkungen.

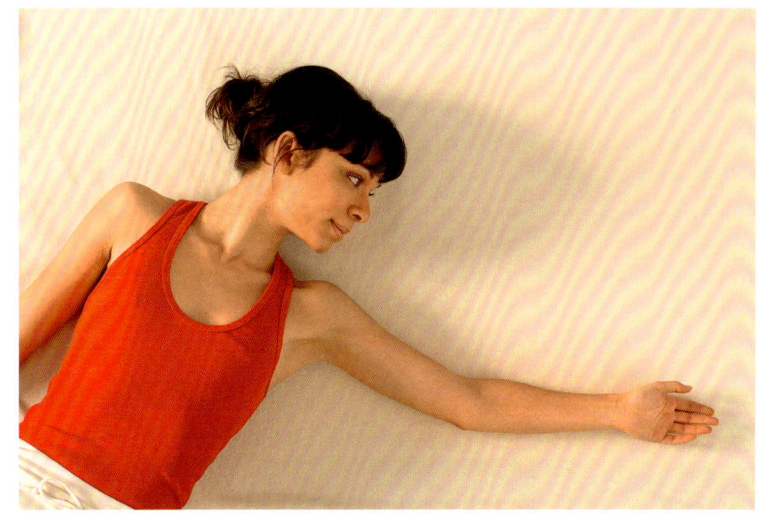

Was Yoga für Sie tun kann

Die alten Yoga-Meister waren der Ansicht, dass nur ein gesunder und kräftiger Mensch den Anforderungen des täglichen Lebens standhalten kann. Das gilt heute mehr denn je, denn die Belastungen steigen, die Erde »bewegt« sich immer schneller. Wer kommt da noch mit? Noch viel schwerer wird es, sich robust und dennoch sensibel den Dingen zu stellen, wenn einen Krankheit oder Schmerzen plagen.

Yoga wirkt auf mehreren Ebenen

Der größtmögliche Nutzen der Yoga-übungen oder Asanas äußert sich durch gesteigertes Wohlbefinden.

Genau hier setzt Yoga für Schulter und Nacken an. Durch die Körperübungen werden die Gelenke wieder mobiler und die Muskeln gestärkt. Eine gewisse Geschmeidigkeit und Grazie in Haltung und Bewegung wird erreicht, Verspannungen und Blockaden werden gemildert oder verschwinden völlig. Wer diese Übungen konzentriert und bewusst durchführt, hat die einmalige Chance, bei sich zu sein, sich zu spüren, sich wahrzunehmen. Und wer sich selbst spürt und wahrnimmt, wird auch im Alltag erkennen, wo sich Spannungen oder negative Energien befinden, die möglicherweise Grund für lästige Nackenverspannungen sind. Und nur wer die Dinge in seinem Leben, die ihm zu schaffen machen, erkennt, kann entsprechend darauf reagieren, kann sie ändern – oder lernt, die Dinge anzunehmen.

Die Atemübungen führen dazu, dass der Körper auf lange Sicht besser mit Sauerstoff – als Grundlage für das Leben all unserer Körperzellen – versorgt wird. Zudem senken die Übungen den inneren Stresspegel.

Die Entspannungs- und Meditationsübungen bringen uns zu tiefer innerer Ruhe und Gelassenheit. Gerade nach dieser inneren Ruhe sehnen sich immer mehr Menschen.

Wenn Sie regelmäßig üben, wird es Ihnen auch gelingen, im Alltag achtsamer mit sich umzugehen. Ein Erfolg kann dann gar nicht mehr ausbleiben.

Wunderwerk Mensch

Zum Schulter-Nacken-Bereich gehören eine ganze Reihe von Muskeln, Sehnen, Gelenken und Bändern. Deren richtiges Zusammenspiel ist notwendig, damit alles im Lot ist. Fällt etwas kurzfristig aus diesem Lot, wenn man beispielsweise am Feierabend in die Couch sinkt und sich ausruht, ist das nicht weiter schlimm, im Gegenteil, für eine kurzfristige Entspannung ist dies durchaus notwendig. Problematisch wird dieser Verlust der Balance erst, wenn er dauerhaft vorhanden ist. Dann verändert sich die biomechanisch günstige Haltung dauerhaft in eine ungünstige. Das kann Verspannungen, Muskelverhärtungen oder Gelenkentzündungen zur Folge haben. Davon sind vor allem Menschen betroffen, die lange am Schreibtisch sitzen und am Computer arbeiten und dadurch viele Stunden in einer Zwangshaltung verbringen. Aber auch jede andere, über einen langen Zeitraum gleichbleibende Haltung oder Bewegung sowie Stress und psychische Belastung können zum Haltungsverlust und in Folge zu sogenannten muskulären Dysbalancen führen, die wiederum weitere Probleme nach sich ziehen.

Muskuläre Dysbalance

Bei jeder Bewegung oder Haltung werden zahlreiche verschiedene Muskeln aktiv und übernehmen jeweils eine ganz bestimmte Aufgabe. Manche Muskeln müssen sich verlängern, manche anspannen, andere sorgen für Stabilisation in einem bestimmten Bereich. Wenn ein Muskel in einer funktionellen Kette seine Aufgabe nicht richtig erledigen kann, weil er zum Beispiel zu schwach oder zu kurz ist, leidet das ganze System, die Bewegung oder Haltung wird unphysiologisch. Hält diese »schlechte« Bewegung oder Haltung länger an, schadet sie dem Körper. Sogar durch Sportarten, die den Körper einseitig belasten, können muskuläre Dysbalancen entstehen. Man denke nur an Golfer oder Tennisspieler, die beim Ausüben ihres Sports sehr einseitige Bewegungen machen. Um dieser Dysbalance entgegenzuwirken, müssen also Schreibtischarbeiter wie auch manche Sportler ausgleichende Belastungen finden.

Die Haltung des Körpers

Yoga kann durch ausgleichende Belastung unser Muskelsystem wieder in die Balance bringen. Die unterschiedlichen Übungen kräftigen, dehnen oder entspannen die Muskeln. Langfristig kann sich unser Körper eine gesunde und ausgewogene Haltung antrainieren, bei der alle Strukturen harmonisch miteinander arbeiten.

Insgesamt wird unsere Haltung von verschiedenen Faktoren beeinflusst:

- Körperstatik, innere Kraft (oder Nichtkraft) der tief liegenden Muskeln, insbesondere der stabilisierenden Muskeln nahe der Wirbelsäule

An der Körperhaltung erkennt man den Seelenzustand eines Menschen.

- Muskelfunktion, also die bereits erwähnte Muskelbalance oder Dysbalance
- Gelenkbeweglichkeit
- psychische Verfassung, seelischer Zustand, Körperbewusstsein

Vor allem das Körperbewusstsein scheint bei den weit verbreiteten Schulter-Nacken-Problemen eine wesentliche Rolle zu spielen. Wer sich seines Körpers bewusst ist, erkennt wesentlich früher krank machende Faktoren in seinem Verhalten (etwa krumm sitzen) oder in seinem Leben insgesamt (sich beispielsweise zuviel auf die Schultern zu packen). Mit Hilfe von Yoga wird fehlendes oder nur schwach ausgeprägtes Körperbewusstsein wiederaufgebaut und verwurzelt. Bei den Übungen geht es primär um spüren, wahrnehmen, hineinhören. Wer sich darauf einlässt und die Übungen nicht einfach nur herunterspult, bezieht seinen Geist mit ein. Im Laufe der Zeit wird es gelingen, diese erspürten Erfahrungen in den Alltag zu integrieren. Beispielsweise das gerade und gleichzeitig entspannte Sitzen stellt sich dann häufig automatisch ein. Ein neues Bewusstsein prägt sich in unser Gedächtnis ein.

Betrachten wir doch einmal gemeinsam das Foto und die Zeichnung auf der nächsten Seite. Die dargestellte Körperhaltung ist

das Ergebnis des Zusammenspiels mehrerer Faktoren. Wir nehmen sie häufiger ein, als es uns bewusst ist und sie spiegelt sehr
vieles wider.

Schultern und Brustkorb

Auf den Abbildungen können Sie gut erkennen, wie der Brustkorb
vorne eingesunken ist und wie sich dadurch der obere Rücken
rundet. Wenn diese Haltung zum Dauerzustand wird, überdehnen sich die gesamten oberen Rückenmuskeln. Die Schultergelenke fallen aus ihrer physiologischen Verankerung nach vorne
weg, die großen und kleinen Brustmuskeln verkürzen sich. Es
entsteht der sogenannte Rundrücken mit so negativen Folgeerscheinungen wie Muskelverspannungen, Bandscheibenbelastungen, Schultergelenks- oder Atemproblemen.

Eine dauerhafte ungünstige Haltung verändert die gesamte Statik des Körpers.

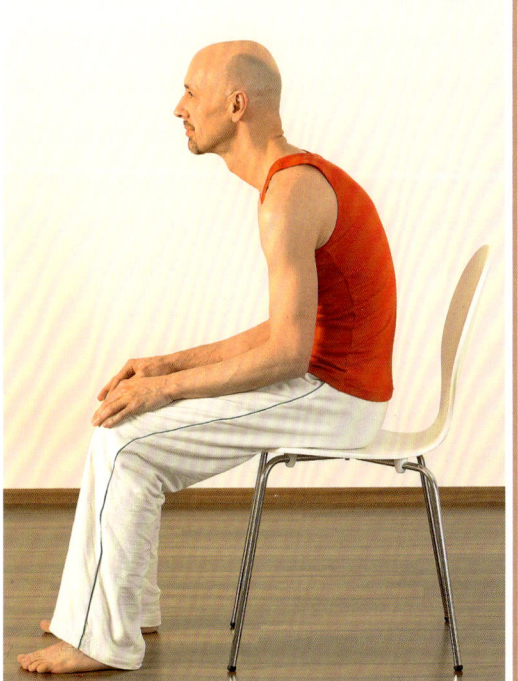

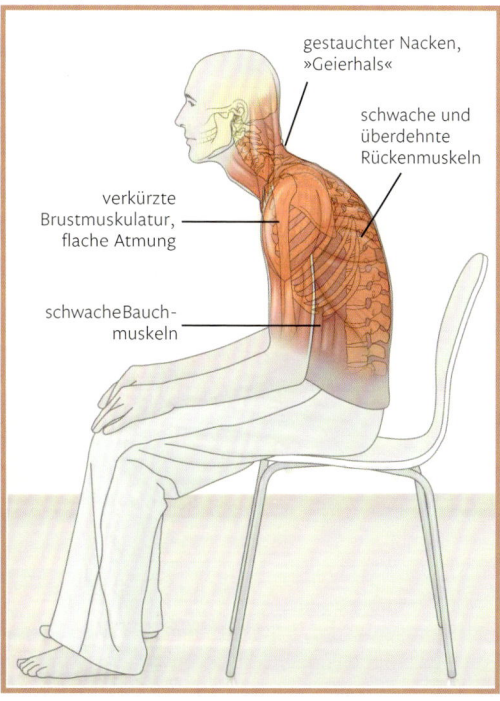

gestauchter Nacken, »Geierhals«

schwache und überdehnte Rückenmuskeln

verkürzte Brustmuskulatur, flache Atmung

schwache Bauchmuskeln

Nacken

Wenn unser Rücken rund ist, dann müssen wir – um überhaupt noch nach vorne zu sehen – den Kopf anheben. Dabei leisten die dafür zuständigen Nackenmuskeln Höchstarbeit und stehen unter Dauerspannung. Die typische Kopf-Nacken-Haltung, die bei einem Rundrücken eingenommen wird, nennt man »Geierhals«. Bei dieser Kopfposition ist ein ausbalanciertes Verhältnis zwischen vorderen und hinteren Hals-Nacken-Muskeln nicht mehr gegeben. Der Kopf scheint wurzellos an der Wirbelsäule zu hängen. Die hinteren Nackenmuskeln stehen unter Dauerkontraktion – schmerzhafte Verspannungen und Kopfschmerzen sind die Folge –, die vorderen Muskeln sind überdehnt und schwächen ab.

Halswirbelsäule und Kopf

Sind Kopf und Nacken dauernd in dieser aus dem Lot geratenen Position, dann leidet auch unsere Wirbelsäule. Die feinen Bandscheiben in diesem Abschnitt (Halswirbelsäule) können langfristig degenerieren. Unter besonderer Belastung stehen auch die oberen Kopfgelenke. Durch die Dysbalance von Muskeln, Sehnen und Bändern ist es auch nicht selten, dass sich die Halswirbel verschieben und neue Schmerzen verursachen.

Weiterhin kann es passieren, dass die Arterien, die durch die Halswirbelsäule verlaufen, bei ständigem Hohlnacken unnötig gestaucht werden und die Blutzirkulation zum Gehirn gemindert wird. Müdigkeit, Konzentrationsverlust und sogar eine Verschlechterung des Seh- und Hörvermögens können die Folgen sein. Durch die ungünstige Kopf-Hals-Position werden die sensiblen Nerven, die hier angesiedelt sind, möglicherweise zusammengedrückt und senden Schmerzen bis in die Schulter und den Arm aus. Manchmal passiert es auch, dass man ein unangenehmes Taubheitsgefühl bis in die Fingerspitzen spüren kann.

Beruhigen kann uns jedoch die Gewissheit, dass irgendwo tief in unserem Körper die positive Erinnerung an eine harmonische Ausrichtung von Kopf, Schultern und Wirbelsäule überlebt hat und auch wieder zu neuem Leben erweckt werden kann.

Mentale Faktoren

Neben den anatomischen Faktoren hat auch unser Seelenleben
wesentlichen Einfluss auf unsere Körperhaltung. Körper und Seele
sind nun einmal untrennbar miteinander verbunden. Wenn es
uns schlecht geht, sind wir sprichwörtlich »geknickt«, wir sinken
in uns zusammen. Sorgen, Leistungsdruck, Versagensangst oder
Stress lasten nicht selten zentnerschwer auf unseren Schultern.
Mit Sprüchen wie »sich zu viel auf die Schultern packen« oder
»der Stress sitzt einem im Nacken« beschreibt auch der Volks-
mund dieses weitverbreitete Problem.

Der Weg zur neuen Haltung

Unser Ziel ist es, den Kopf-Nacken-Schulterbereich wieder in
eine lotgerechte Position zu bringen, bei der alle beteiligten
Knochen- und Gewebestrukturen in einem harmonischen Verhältnis zueinander stehen. Die Yogaübungen in diesem Buch
sind genau auf dieses Ziel hin konzipiert.
Mit speziellen Übungen werden alle beteiligten Muskeln »richtig
behandelt«, manche werden gedehnt und andere werden gekräftigt. Durch die praktischen Übungen wird unsere Körperwahrnehmung geschult, die ein neues Bewusstsein für unser Alltags-
verhalten, insbesondere für unsere Haltung schafft.
Auch die Atem- und Entspannungsübungen, die auf den ersten
Blick nichts mit der Problemregion zu tun haben, wirken sich
positiv auf Körper und Geist aus. Stress kann verschwinden oder
Dinge, die den Stress verursachen, werden als nicht mehr so
dramatisch angesehen.

Wer regelmäßig übt, brennt sich quasi neue Informationen auf
seine Festplatte, die bei Bedarf immer wieder abgerufen werden
können. Die Belohnung ist eine beschwerdefreie und anatomisch
korrekt ausgerichtete Schulter-Nacken-Region, die es uns erlaubt, mit gesunder und bewusster Haltung und einer mental
gelassenen Einstellung die vielen Alltagsaufgaben zu erledigen.

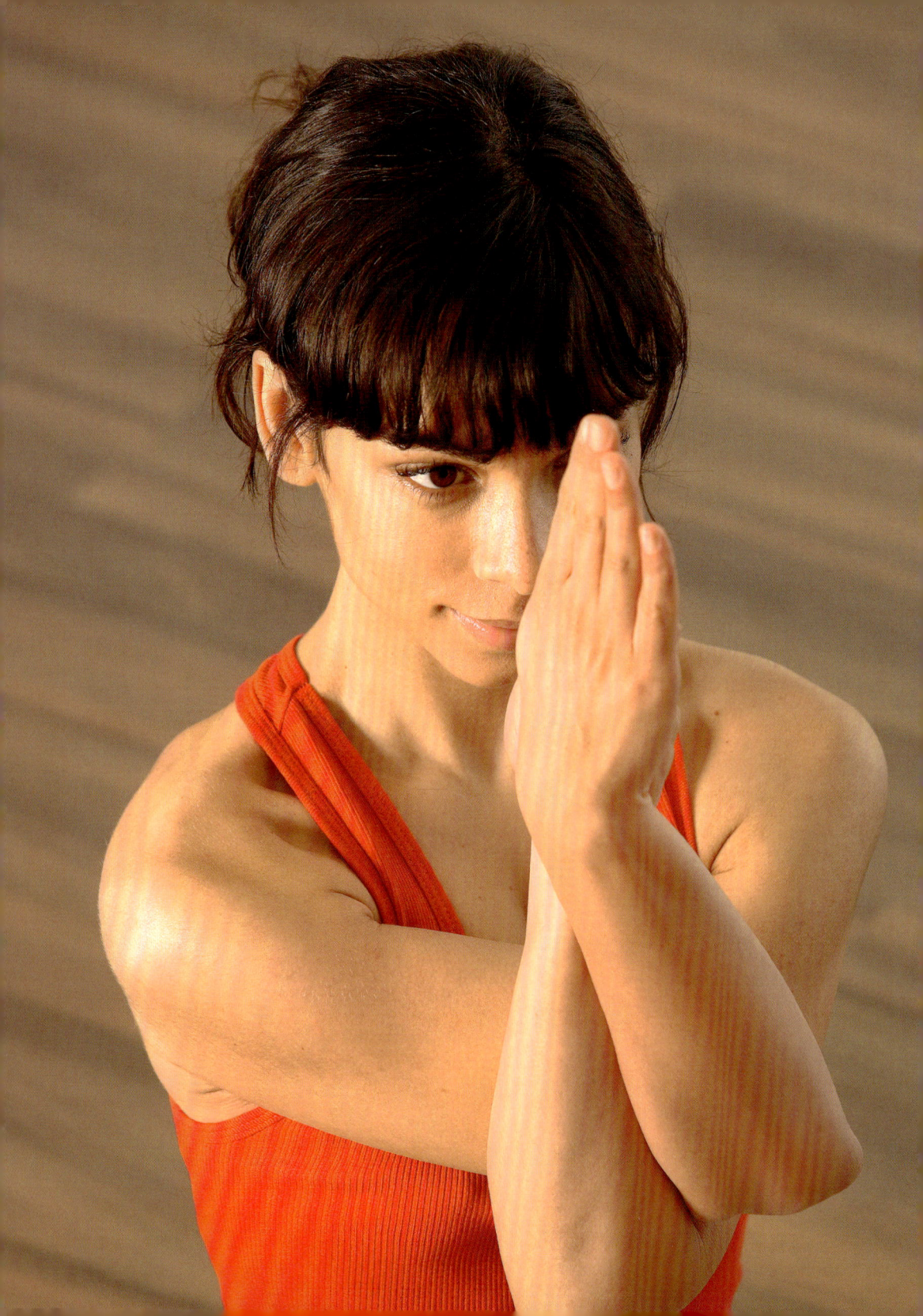

Yoga üben

Mithilfe der Übungen des Yoga erfahren wir uns neu und setzen uns intensiv mit uns selbst auseinander. Für viele Menschen bedeutet dies eine völlig neue und inspirierende Erfahrung. Durch eine achtsame Yogapraxis, bei der auch unsere eigene gegenwärtige Wahrnehmung eine entscheidende Rolle spielt, erleben wir bewusst die Integration von Körper, Atem und Geist.

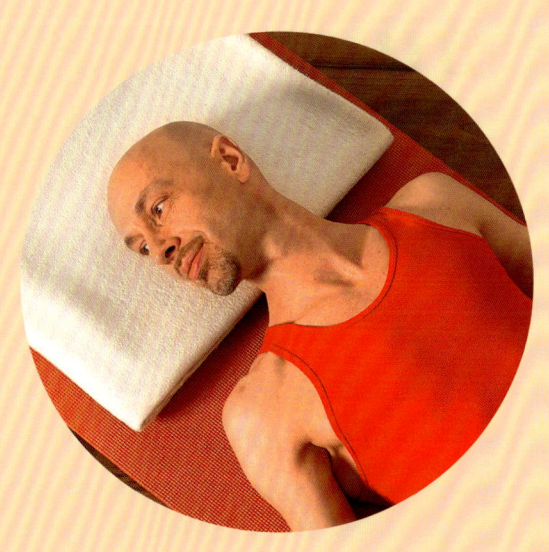

Tipps fürs Üben

Yoga zeigt seinen Erfolg – wie jede Bewegungs- und Mental-
therapie – besonders dann, wenn *kontinuierliche Qualität* vor *un-
achtsame Quantität* gestellt wird. Es ist also nicht wichtig, dass
Sie möglichst schnell und viel auf einmal üben, sondern dass Sie
präzise, überlegt und gelassen über einen längeren Zeitraum am
Ball bleiben. Darüber hinaus spielen verschiedene äußere und
innere Faktoren eine wichtige Rolle. Nachfolgend haben wir die
wichtigsten Tipps und Hinweise zusammengestellt.

Yoga beginnt im Kopf

Yoga ist das Auf-
hören des Kreisens
der Gedanken im
Kopf.
(Yoga-Sutra)

- Wie Sie bereits wissen, ist Yoga als umfassendes System keine
Sache, die man einfach so schnell mit dem Körper macht. Wir
müssen uns abgewöhnen, die vielen Dinge des Lebens zu automatisieren und dadurch die Achtsamkeit dem tatsächlichen Tun
gegenüber zu verlieren. Wenn wir Yoga üben, können wir damit
anfangen, mehr Bewusstsein und Aufmerksamkeit in unsere
Handlungen zu legen. Schalten wir unseren Kopf nicht ein oder
vernachlässigen wir die mentalen Aspekte beim Üben (Konzentration, Achtsamkeit, Bewusstsein), dann geht ein wesentlicher
Aspekt der Praxis verloren und Yoga wird zur reinen Gymnastik.
- Entwickeln Sie eine positive Einstellung zu Ihrer Übungspraxis.
Lassen Sie sie Teil Ihres Alltags werden, so wie das Essen oder
Schlafen. Erzwingen Sie nichts, weder körperliche Höchstleis-
tung noch unmittelbaren Erfolg.
- Bloß kein Leistungsdruck! Das Üben ist keine Prüfung, für die
Sie bei Bestehen ein Zertifikat erhalten. Lassen Sie die Schnel-
ligkeit des gewöhnlichen Alltages für einige Zeit verschwinden –
haben Sie Mut zur Entschleunigung! Beachten Sie sensibel die
natürlichen Grenzen Ihres Körpers bzw. Ihrer momentanen
Leistungsfähigkeit.

Körper, Atem, Geist

- Üben Sie ohne Schmerzen! Ein bisschen Ziehen ist erlaubt – dann dehnen sich Muskeln, Gewebe und Nerven. Beachten Sie jedoch Ihre physiologischen Grenzen bzw. Ihr orthopädisches Limit. Gehen Sie ruhig an diese Grenzen heran, aber überschreiten Sie sie niemals!
- Wird eine Übung einseitig durchgeführt, ist sie also nicht symmetrisch, vergessen Sie nicht die zweite Seite. Es ist durchaus sinnvoll herauszufinden, bei welcher Übung welche Seite »anstrengender« war. Die Körperseite, die Ihnen schwerer gefallen ist, üben Sie zweimal und zwar nach folgendem Schema: anstrengende Seite – weniger anstrengende Seite – anstrengende Seite noch einmal.
- Führen Sie die Ausgleichshaltungen (Seite 29) nach Bedarf durch. Sie neutralisieren auftretende Spannung und geben Ihnen Zeit zum Nachspüren – ein wichtiges Anliegen im Yoga.
- Üben Sie nicht unmittelbar nach einem schweren Essen! Die letzte Mahlzeit sollte bestenfalls zwei Stunden zurück liegen.
- Atmen Sie stets durch die Nase ein und aus. Der Atem soll weich, fließend und kontinuierlich sein. Wenn der Atem stockt oder angestrengt wirkt, ist das ein Zeichen von zu intensiver Übungspraxis.
- Stellen Sie das Denken ein! Lassen Sie Ihren Alltag ganz bewusst zurück. Wenn Sie üben, dann sollten Sie all Ihre Sinne dem Üben widmen. Alles andere hat jetzt Pause.
- Lesen Sie sich den Text einer Übung zuerst in Ruhe durch, machen Sie in Gedanken mit und erst dann geht es an die eigentliche Praxis. Sie nehmen also jede Übung quasi gedanklich vorweg.
- Und noch etwas: Lassen Sie Ihre Yogapraxis jeden Tag »neu« sein. Trauern Sie nicht Vergangenem nach (»früher war alles besser«) und denken Sie nicht an fern liegende Ziele (»jetzt mache ich diese Übung und dann sind meine Beschwerden verschwunden«). Üben Sie der Sache zuliebe.

Wenn ein Mensch die Körperübungen im Yoga auf die richtige Art und Weise übt, so hat das zur Folge, dass er auch durch extreme Einflüsse nicht aus dem Gleichgewicht geraten wird. (Yoga-Sutra)

Sonst noch wichtig

- Schaffen Sie beim Üben eine angenehme und ruhige Atmosphäre. Wenn Sie möchten, lassen Sie sanfte Musik laufen.
- Üben Sie nur, wenn Sie wissen, dass Sie genügend Zeit haben und sicher gehen können, nicht gestört zu werden.
- Üben Sie regelmäßig (täglich einige Minuten bzw. 2- bis 3-mal wöchentlich für etwa 20 Minuten) über mehrere Monate. Damit geben Sie Ihrem Körper-Geist-Komplex die Möglichkeit, das Gelernte zu verinnerlichen und zu stabilisieren. Richten Sie sich darauf ein, dass es Tage geben wird, an denen das Üben schwerer fällt und Tage, an denen Sie am liebsten gar nicht mehr aufhören wollen. Finden Sie bei beiden Gefühlsextremen die Mitte. Einmal muss man sich etwas mehr durchbeißen, ein anderes Mal sollten Sie Ihre Motivation eher zügeln.
- Üben Sie nur nach Rücksprache mit Ihrem Arzt oder Physiotherapeuten, wenn Sie an einer akuten Erkrankung des Bewegungsapparates, insbesondere des Rückens, leiden. Für ein Gespräch mit Ihrem Therapeuten nehmen Sie ruhig dieses Buch mit und sprechen Sie die Übungen kurz durch. Schmerzen, die bereits länger anhalten, sollten Sie ebenfalls vorher mit Ihrem Arzt abklären.
- Üben Sie nicht, wenn Sie eine Infektion haben. Kurieren Sie sich erst aus und warten Sie, bis Sie sich wieder richtig fit fühlen.
- Menschen mit psychischen Beschwerden oder Störungen sollten nur unter fachärztlicher Anleitung üben. Yoga kann dazu führen, dass sich die Beschwerden verschlimmern.
- Frauen müssen ausprobieren, wie sie das Üben während der Monatsblutung vertragen. Während einer Schwangerschaft können Sie üben, solange Sie sich wohlfühlen. Wir persönlich empfehlen, auf Umkehrhaltungen, starke Drehhaltungen, Übungen in Bauchlage und auf Übungen, bei denen die Bauchmuskulatur zu sehr beansprucht wird, zu verzichten. Sechs Wochen nach einer unkomplizierten Geburt können Sie mit den Übungen beginnen bzw. fortfahren.

Was Sie für Ihre Yogapraxis brauchen

- Für die in diesem Buch vorgestellten Übungen benötigen Sie
lediglich einige Utensilien:
- Sinnvoll sind spezielle Übungsmatten mit einer Mindestgröße
von 180 × 60 cm. Es gibt sie als
dünne, rutschfeste Ausführung
(besonders gut für stehende
Übungen) und als Wollmatten
(angenehm bei sitzenden und
liegenden Übungen).
- Eine Decke, die Sie mehrfach
falten können, eignet sich bei
einigen Übungen gut als Sitz-
erhöhung. Besser und stabiler
in ihrer Position sind allerdings
spezielle Sitzkissen. Bei einigen
Sitzhaltungen verwenden wir
ein mittelhohes Meditationskissen, da es sich darauf lange
gut und schmerzfrei sitzen
lässt. Besonders für die Atem-

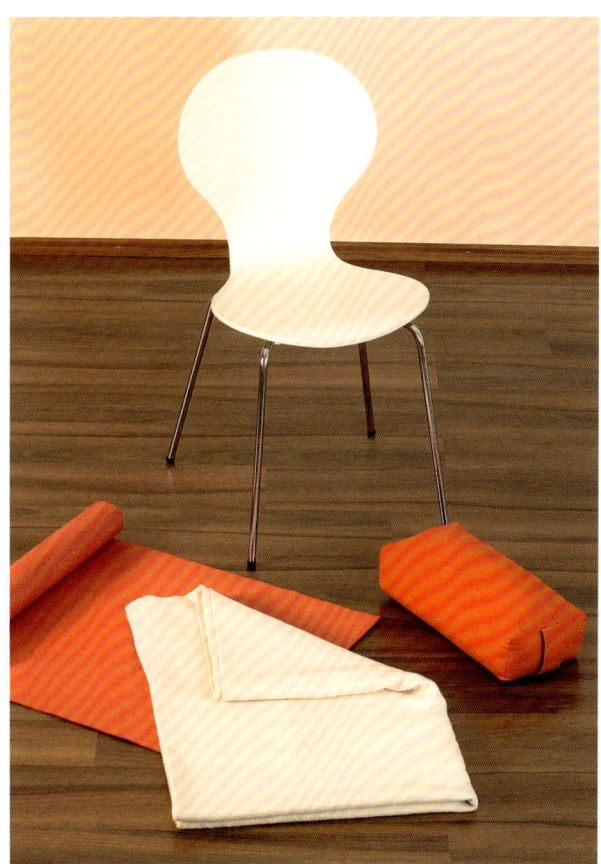

übungen ist es vorteilhaft. Alternativ können Sie bei einigen
Übungen aber auch auf einem gewöhnlichen Stuhl sitzen.
- Für die liegenden Entspannungsübungen ist eine Decke zum
Zudecken sinnvoll, da man relativ schnell auskühlt, wenn der
Organismus »herunterfährt«.
- Eine komplette Yogaausrüstung, die Sie für die Übungen in
diesem Buch brauchen könnten (Matte, Decke, Sitzkissen),
kostet etwa 80 Euro. Eine Bezugsadresse mit einer großen
Auswahl an unterschiedlichstem Yoga-Equipment finden Sie
im Anhang auf Seite 94.

Matte, Decke, Sitzkissen und Stuhl – mehr brauchen Sie für Ihre Yogapraxis nicht.

Die fünf Phasen des Übens

Wir können davon ausgehen, dass die meisten Beschwerden im Schulter-Nacken-Bereich durch ein Zuviel an Spannung in irgendeiner Form entstehen. Deshalb geht es beim Üben auch vorwiegend darum, diese Spannung zu beseitigen. In unserer langjährigen Unterrichtserfahrung hat sich ein besonderes Übungsschema als sehr erfolgreich herausgestellt. Wir nennen dieses Schema »Die fünf Phasen des Übens«.
Im Einzelnen lauten diese Phasen:
• Phase 1: Sensibel werden
• Phase 2: Mobilität erhalten
• Phase 3: Spannung beseitigen
• Phase 4: Kraft aufbauen
• Phase 5: Ruhe tanken

Werden die Körperübungen, die Asanas, im Yoga ohne Achtsamkeit auf die gesamten Bewegungen des Körpers, die Stellungen der Gelenke und den Zustand der Muskeln ausgeführt und verliert man in der mangelnden Konzentration den Bezug zu seinem Atemfluss, dann übt man kein Yoga, sondern man macht Gymnastik. (Wolfgang Mießner)

Jede Phase ist die sinnvolle Folge der vorangegangenen. Das Weglassen einer Phase und erst recht ein komplettes Vertauschen der einzelnen Phasen ist für ein harmonisches Allround-Übungsprogramm nicht ratsam. Es würde dem Versuch gleichen, einen Wagen mit nur drei Reifen sicher auf der Autobahn bewegen zu wollen.
Die Ausnahme bestätigt jedoch die Regel: Wer bereits einige Erfahrungen mit Yogaübungen hat und spürt, was sein Körper »braucht«, kann bei seiner individuellen Übungszusammenstellung einen sinnvollen Wechsel zwischen den Übungen der einzelnen Phasen wählen. Erfahrene können z. B. durchaus zwischen zwei Kraftübungen (Phase 4) eine passende Übung zur Steigerung der Sensibilität (Phase 1) einbauen. Einsteigern ist dieser Wechsel allerdings nicht sehr zu empfehlen. Sie sollten sich zunächst an das vorgegebene Schema halten.
Auf der nächsten Seite sind die einzelnen Phasen kurz und prägnant erklärt.

Phase 1: Sensibel werden

Wir schaffen Abstand zum schnellen, lauten und hektischen Alltag und wollen mit speziellen, »einstimmenden« Übungen bei
uns selbst und in der Gegenwart, im Jetzt, ankommen. Die Konzentration auf den Übungsprozess und die Wahrnehmung werden
eingeleitet.

*Yoga ist eine Art intensive Kommunikation mit seinem Körper, seinem Atem und seinem Geist.
(Amiena Zylla)*

Phase 2: Mobilität erhalten

Sanfte und dynamische Übungen, die die Aufmerksamkeit auf
unseren Körper lenken und unsere Gelenke aus der mangelnden
Beweglichkeit des Alltags herausbringen.

Phase 3: Spannung beseitigen

Gezielte Yogaübungen, die hauptsächlich muskeldehnenden
Charakter haben. Dabei werden erste Verspannungen beseitigt
und die Muskeln werden besser durchblutet.

Phase 4: Kraft aufbauen

Ausgewählte Yogahaltungen, die besonders die Muskulatur in der
Schulter-Nacken-Region stärken.

Die Körperübungen im Yoga stärken nicht nur unsere Muskeln, sondern stabilisieren auch unser Seelenleben.

Phase 5: Ruhe tanken

Umkehr-, Atem- und
Entspannungsübun-
gen, die eine Yoga-
routine optimal ab-
schließen und eine
mental beruhigende
Wirkung ausüben.
Die Entspannungs-
übungen dienen auch
dazu, das Getane
körperlich und geistig
nachwirken zu lassen.

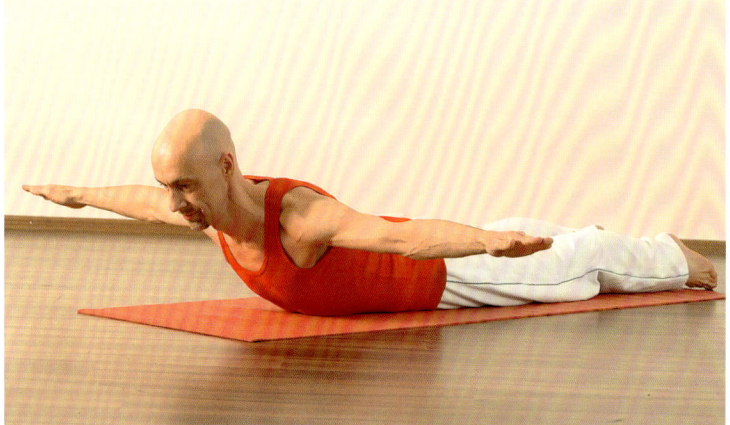

Ausgleich schaffen

Jede Haltung, die Sie innerhalb Ihres Übungsprogramms durchführen, hat spezifische Wirkungen auf Ihren Körper und Ihren
Geist. Manche Positionen werden Sie mehr anstrengen, andere
weniger. Bei manchen Asanas wird es passieren, dass Sie mit
Ihren Gedanken abschweifen. Bei anderen werden Sie es schaffen, Ihre volle Aufmerksamkeit zu bewahren. Was auch passiert,
lassen Sie es geschehen. Jedes Mal wenn Sie üben, wird es sich
anders anfühlen, wird es ein anderes physisches und psychisches
Erlebnis sein. Erkennen und akzeptieren Sie dies mit Gelassenheit. Ihr Körper ist keine Maschine, die über ihre Einsatzdauer
hinweg eine stets gleichbleibende Leistung erbringt, sondern
ein biologisches Meisterwerk mit natürlichen Schwankungen.

Regelmäßiges Innehalten

Bevor wir Ihnen mit dem nachfolgenden Übungskatalog eine
Auswahl der bewährtesten Übungen vorstellen, möchten wir
Ihnen noch zwei Haltungen für »zwischendurch« zeigen. Diese
Ausgleichshaltungen sind ein nicht unwichtiger Teil Ihrer Praxis,
wenn es darum geht, verloren gegangene Konzentration zurück-
zuholen, Haltungen nachzuspüren oder nach besonderer Anstrengung innezuhalten, den Atem zu beruhigen und dem Körper
eine Ruhepause zu gönnen. Vor allem in den Phasen 3 (Spannung
beseitigen) und 4 (Kraft aufbauen) verspüren Sie möglicherweise
den Wunsch, eine kleine Pause einzulegen.
Sie können die nebenstehenden Ausgleichshaltungen durchführen, müssen aber nicht. Entwickeln Sie ein Gefühl dafür, was Ihr
Körper verlangt, finden Sie seine Übungsgeschwindigkeit und
führen Sie eine der beiden Übungen immer dann durch, wenn Ihr
Empfinden oder Ihre Intuition es möchten. Es ist durchaus möglich, nach jeder Asana eine Ausgleichshaltung zu üben.

Die Kindeshaltung

Entspannt Schultern und Nacken und dehnt den Rücken sanft. Da der Blick von der Umwelt abgewendet ist, ist dies auch eine ideale Möglichkeit, seine Sinne zu sammeln und die Konzentration auf den Augenblick zu lenken.

1 Knien Sie sich auf den Boden, legen Sie die Füße flach ab und setzen Sie sich auf die Fersen. Der Oberkörper ruht auf den Oberschenkeln. Die Arme sind seitlich oder nach vorne abgelegt. Bleiben Sie so lange in dieser Position, wie es Ihnen guttut.

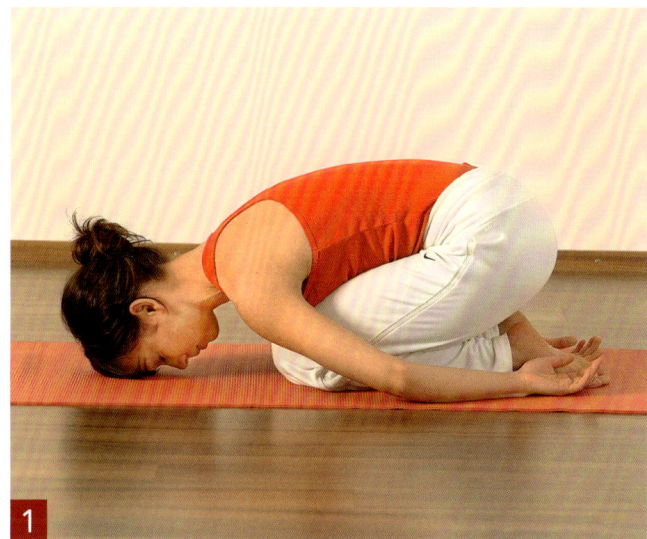

Knie an die Brust

Entspannt die gesamte Wirbelsäule vom Steiß bis zum Nacken, vor allem den unteren Rücken.

2 Sie liegen auf dem Rücken, mit angezogenen Beinen und halten die Knie mit beiden Händen fest. Das Becken bleibt locker am Boden, der Nacken ist lang und die Schultern sind entspannt. Einige Atemzüge lang in dieser Haltung liegen bleiben.

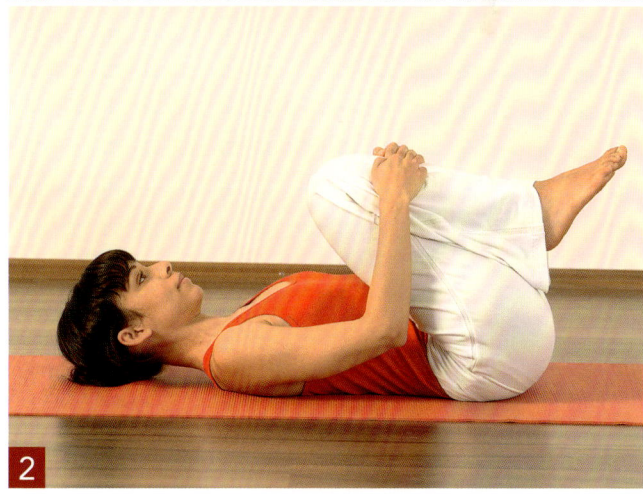

Sensibel werden

Yoga ist kein Hau-Ruck-Verfahren für gesteigertes Wohlbefinden, sondern es soll mit ausgewählten Übungen einen besonderen Zugang und ein neues Verständnis für den Körper vermitteln. Aufmerksame Konzentration ist die Grundlage für die Übungspraxis. Ohne diese wird Yoga, wie Sie bereits wissen, zur reinen Gymnastik und verfehlt letztendlich seinen Zweck.

Die folgenden Sensibilisierungs- und Wahrnehmungsübungen sollen uns zu Beginn jeder Übungspraxis den Zugang zu unserem Körper öffnen, also die Möglichkeit zu einem tieferen Dasein, zu einem besonderen Spüren ebnen. Dieser Einstieg hilft uns dabei, Abstand von unserem schnellen und lauten Alltag zu gewinnen, alle Aufgaben liegen und Stille im Geist einkehren zu lassen. Man könnte diesen Übungsabschnitt auch Einstimmungsphase nennen. Wir beginnen uns zu konzentrieren, ruhiger zu werden und uns diese besondere Zeit des Übens, die ganz allein nur für uns bestimmt ist, bewusst zu machen. Diese Art Einstieg ist im Yoga für jede Übungseinheit sehr wichtig. Überall auf der Welt, wo »ganzheitliches« Yoga praktiziert wird, finden wir diese Phase.

> Ob etwas wahrgenommen wird oder nicht, hängt davon ab, ob es uns zugänglich ist, und davon, ob in uns der Wunsch entsteht, es zu erkennen. (Yoga-Sutra)

Den Augenblick wahrnehmen

Sie werden möglicherweise feststellen, dass das Abschalten vom Alltag, das »Sein-Lassen«, nicht so einfach ist, wie es sich liest. Die Gedanken sind noch laut und schnell und stören die Konzentration und die Wahrnehmung. Das macht nichts, ärgern Sie sich nicht. Nehmen Sie diese Schwierigkeiten gelassen hin. Mit jedem Mal wird Ihnen das besser gelingen. Versuchen Sie einfach »da« zu sein, in der Gegenwart, im Augenblick. Und wenn Sie merken, dass Ihre Gedanken wieder auf Wanderschaft gehen, dann holen Sie sich immer wieder aufs Neue an den Ort zurück, an dem Sie sich gerade befinden.

Auflagepunkte spüren

Diese Übung zur Körperwahrnehmung soll Sie sensibel machen für die Auflagepunkte des Hinterkopfes und des oberen Rückens. Sie dient gleichzeitig dazu, dass Sie sich mental auf Ihr Übungsprogramm einstimmen und Ihre Aufmerksamkeit auf sich selbst lenken.

1 Sie liegen auf dem Rücken und stellen beide Beine angewinkelt und hüftbreit auf. Die Arme sind seitlich am Körper ausgestreckt, die Handflächen zeigen nach oben. Spüren Sie die Auflage des kleinen Knochenvorsprunges Ihres Hinterkopfes auf dem Boden. Lassen Sie die Schultern weich in die Matte sinken und entspannen Sie Ihren Brustkorb. Atmen Sie ruhig. Nun schieben Sie den Hinterkopf so, dass sich der genannte Knochenvorsprung vom Rücken wegbewegt. Dadurch wird der Nacken länger und das Kinn bewegt sich in Richtung Brustbein. Spüren Sie die angenehme Länge im Nacken, vielleicht auch etwas Dehnung. Konzentrieren Sie sich auf das Hineinsinken des gesamten Oberkörpers und der Arme in den Boden, spüren Sie alle Auflagepunkte und auch die Stellen, die keinen Kontakt zum Boden haben. Lassen Sie sich fallen. Verweilen Sie in dieser Position je nach persönlichem Bedürfnis 1 bis 3 Minuten.

Tipp

Wenn Sie das Gefühl haben, dass Ihr Kopf zu weit in den Nacken fällt, legen Sie eine gefaltete Decke unter den Kopf. So ist es bestimmt gleich viel angenehmer.

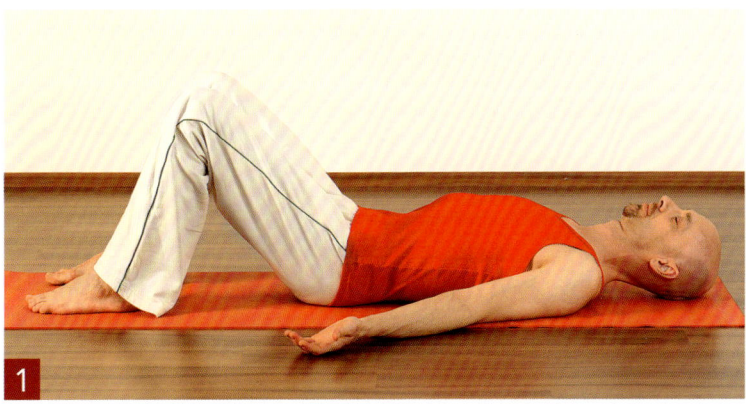

Spüren Sie...

... um wie viel angenehmer es ist, bei aufrechter Sitzhaltung den gleichen Punkt zu betrachten.

Die seidenen Fäden

Diese Grundübung im Sitzen soll Ihnen den deutlichen Unterschied aufzeigen zwischen der gewohnheitsmäßigen, schädlichen Haltung und einer günstigen Haltung, bei der Kopf, Halswirbelsäule und Schultern eine physiologisch gesündere und auf Dauer angenehmere Position einnehmen. Diese Übung, insbesondere die Übung auf Foto 2, ist Grundlage für viele weitere Übungen im Sitzen und Stehen.

1 Sitzen Sie auf einem Stuhl. Fixieren Sie einen Gegenstand oder Punkt auf Augenhöhe und etwa 3 bis 4 Meter entfernt.

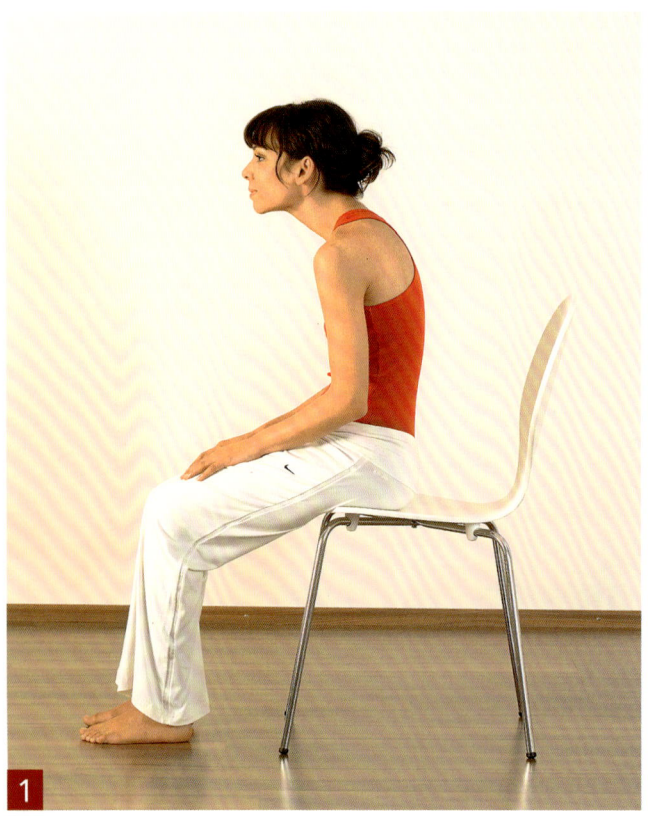

Nun sinken Sie in sich zusammen, sitzen krumm und betrachten immer noch diesen Punkt. Ihre Augen sind jetzt tiefer als der Gegenstand, den Sie betrachten. Die sich daraus ergebende zwanghafte Kopf-Nacken-Position nennt man umgangssprachlich »Geierhals«. Dabei ist das Kinn nach vorne und oben gewandert, die Halswirbelsäule ist überstreckt, der Kopf liegt im Nacken und die gesamte Gelenkbalance in diesem Bereich geht verloren. Spüren Sie den unangenehmen Druck im Nacken und die durch den eingesunkenen Brustkorb erschwerte Atmung. Nicht zu lange in dieser Position verweilen!

2 Nun wollen wir gemeinsam wachsen. Fixieren Sie immer noch den gleichen Punkt auf Augenhöhe. Stellen Sie sich einen seidenen Faden vor, der vorne an Ihrem Brustbein befestigt ist und in Richtung Himmel zieht. Folgen Sie mit dem Brustbein diesem sanften Zug nach oben, ohne ein übertriebenes Hohlkreuz zu machen.

Ein weiterer Faden ist an Ihrem Hinterkopf befestigt. Auch dieser zieht in Richtung Himmel und Sie wachsen mit nach oben zu den Wolken. Gleichzeitig ziehen Sie Ihr Kinn ein wenig nach hinten. Anschließend bewegen Sie beide Schultern je etwa 2 cm rückwärts und lassen sie wie von alleine sinken, indem Sie die Nacken- und Schultermuskeln vollkommen loslassen. Die Atmung fließt natürlich und weich.

Spüren Sie diese neue Länge der Wirbelsäule und die neue Freiheit der hinteren Hals-Nacken-Region. Bleiben Sie etwa 10 Atemzüge in dieser Position und denken Sie bei jedem Ausatmen an das Loslassen der Schultern.

Üben Sie zur Abwechslung auch dynamisch von Foto 1 zu 2 und beobachten Sie die Veränderung Ihrer Blicklinie. Wenn Sie krumm sitzen, müssen Sie leicht nach oben blicken, wenn Sie aufrecht sitzen, haben Sie das Gefühl, als blickten Sie von oben auf den Gegenstand herab.

Üben Sie ...

... wann immer und wo immer Sie können – im Sitzen, Stehen oder Gehen. Nur durch die andauernde Übung können sich neue Haltungs- und Verhaltensmuster festigen und automatisieren.

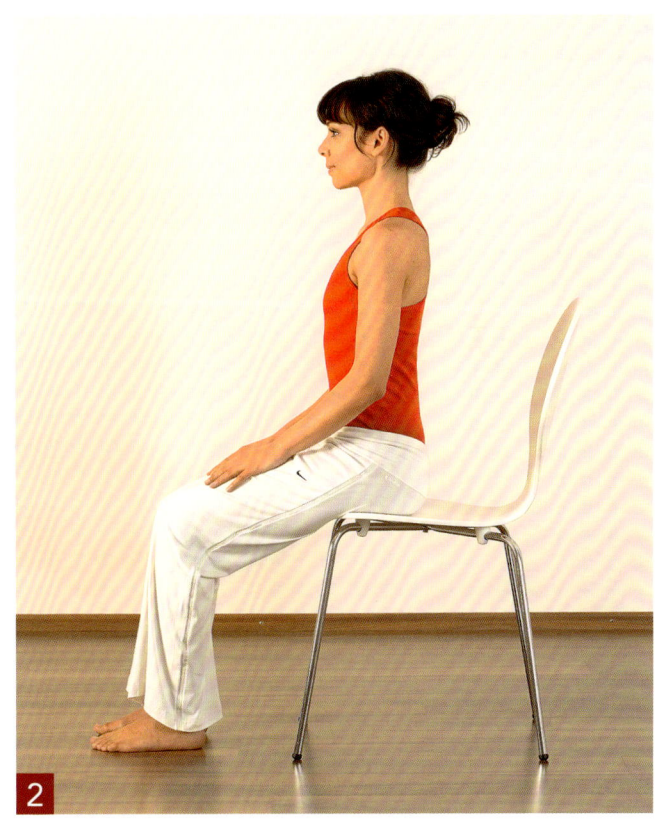

2

Tipp

Sie sollen das Gefühl haben, dass Ihr Kopf in den Himmel aufstrebt, ohne ihn jedoch verkrampft nach oben zu drücken. Gleichzeitig sinken Ihre Schultern Richtung Boden und entspannen.

Der Luftballon

Für diese Übung ist es sehr hilfreich, wenn Sie sich vorab vorstellen, wie ein mit Gas gefüllter Luftballon an einer Schnur hängt und sich sanft und leicht in einer Windbrise wiegt. Der Ballon strebt weich nach oben, im Zentrum gehalten durch den Faden, sich sanft in alle Richtungen bewegend. Diese mentale Vorarbeit zu leisten und sich anschließend das Bild des Luftballons immer vor Augen zu halten, ist ein wichtiger Teil der Übung. Allein die Vorstellung des fast schwerelosen Ballons lässt bereits nach kurzer Zeit die an- oder verspannten Muskeln im Nacken entspannen.

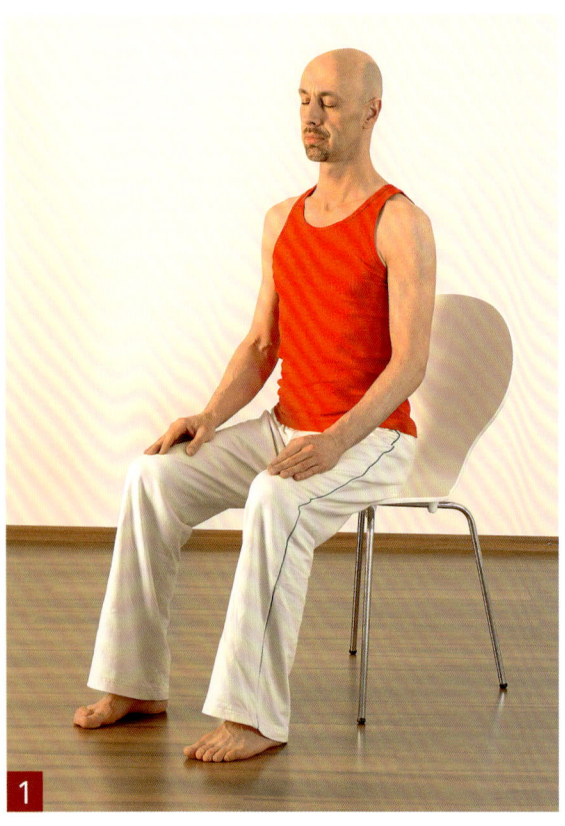

1 Üben Sie anfangs im Sitzen, später im Stehen, beim Gehen oder bei anderen alltäglichen Arbeiten. Richten Sie Ihre Wirbelsäule mit der Übung »Die seidenen Fäden« auf Seite 32 ein. Schließen Sie die Augen, atmen Sie ruhig. Stellen Sie sich Ihren Kopf als Luftballon vor. Die Wirbelsäule, an der Ihr Kopf befestigt ist, ist der erwähnte Faden, an dem der Ballon hängt. Es weht ein leichter Sommerwind. Sanft und nur ein wenig bewegt sich der Kopf. Er neigt sich leicht zu den Seiten und nach vorne und hinten, er dreht sich, er bewegt sich in die Diagonalen, er schiebt parallel und horizontal. Alles sind sehr feine Bewegungen. Spüren Sie die Leichtigkeit, die sich entwickelt und wie die Nacken- und Schultermuskeln entspannen. Üben Sie etwa eine Minute lang.

Gespräch mit der Schulter

Im Yoga spricht man gerade bei Sensibilisierungs- und Wahrnehmungsübungen davon, dass man in seinen Körper oder in einen bestimmten Bereich »hineinhören« soll. Die Übung *Gespräch mit der Schulter* ist im übertragenen Sinne also tatsächlich so gemeint. Nur sollen Sie nicht sprechen, sondern als aufmerksamer Zuhörer üben. Spüren Sie, fühlen Sie, nehmen Sie wahr – hören Sie auf das, was Ihnen Ihre Schultern mitteilen.

2 Sitzen oder knien Sie mit geradem Rücken und einem »leichten Kopf«. Legen Sie die Hände sanft auf die lockeren Schultern. Alle weiteren Bewegungen führen Sie langsam und aufmerksam durch. Schließen Sie die Ellbogen vorne und öffnen Sie sie wieder, soweit es ohne Anstrengung geht. Dann heben Sie die Ellbogen nach oben zur Zimmerdecke und senken sie anschließend nach unten, bis sie den seitlichen Brustkorb berühren.

3 Kreisen Sie die Ellbogen nach vorne und dann nach hinten. Die Kreisbewegungen ähneln einer Spirale, die langsam immer größer und dann wieder kleiner wird.

Üben Sie...

... ohne Kraftanstrengung und spüren Sie in die Schultern hinein, erfahren Sie konzentriert den Bewegungsspielraum in alle Richtungen. Erzwingen Sie nichts und üben Sie nur im schmerzfreien Bereich!

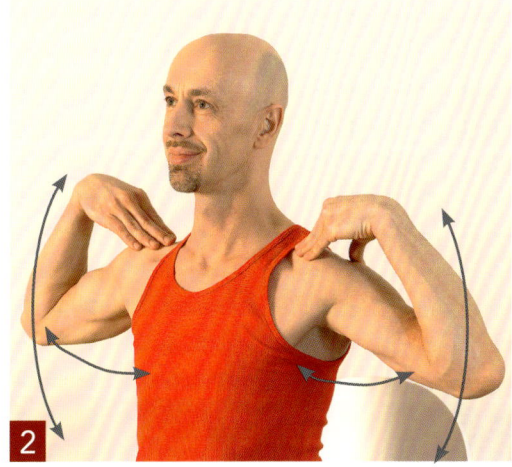
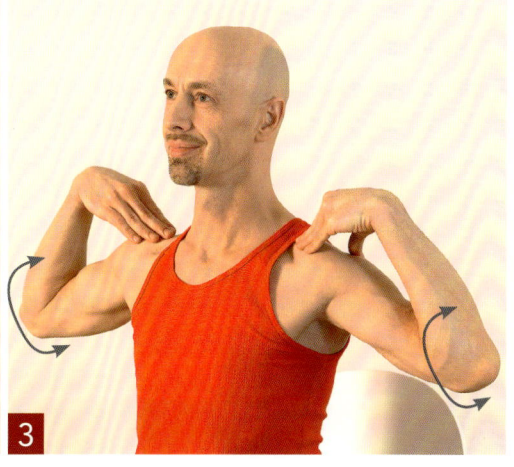

Die entspannte Schulter

Mit den vorangegangenen Übungen haben Sie Ihre Wirbelsäule gestreckt, Ihr Kopf sitzt jetzt leicht wie ein Ballon auf Ihrem Nacken und Sie haben ein Gespür für die Schultergelenke bekommen. Daher können wir mit der nächsten Übung beginnen. Diese soll uns zu leichten und anmutigen Bewegungen des Nacken-Schulter-Arm-Komplexes führen und unnötige Verspannungen vermeiden.

Führen Sie diese Übung im Sitzen oder Stehen durch. Heben Sie Ihren Arm von unten nach oben, so als möchten Sie sich einen Hut aufsetzen.

1 Einmal ziehen Sie dabei Ihre Schultern mit nach oben zum Ohr und ein anderes Mal

2 lassen Sie vorher und während der Bewegung Ihren Schulter-Nacken-Bereich ganz entspannt hängen. Beobachten Sie beide Bewegungen – die angenehmere wird die zweite Variante sein. Wiederholen Sie diese mehrmals und wechseln Sie dann den Arm.

Das Geheimnis dieser Wohltat: Die Bewegung wird durch ein vorheriges Loslassen bzw. Längerwerdens des beteiligten Schultergelenkes eingeleitet. Dieses Längerwerden begleitet dann auch die darauf folgende eigentliche Bewegungsphase.

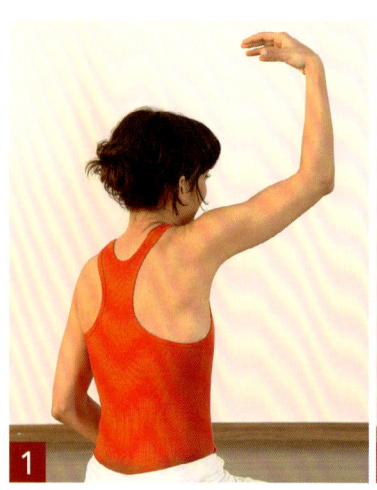
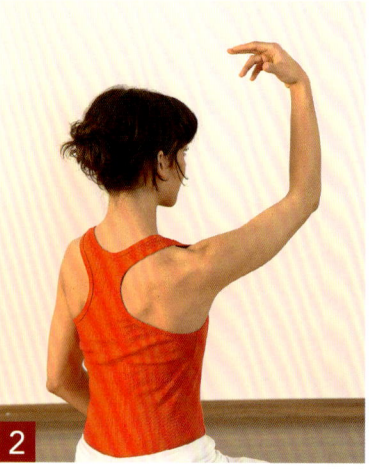

Der weitende Atem

In der vorherigen Übung haben Sie aktiv erfahren, wie wichtig die Weite in den Gelenken ist, um »un«-verspannte Bewegungen zu vollziehen. Mit dieser Idee wollen wir fortfahren, und zwar hauptsächlich mit der Kraft unserer Gedanken. Die mentale Ebene beim Üben wird in vielen Schulen nicht vermittelt, doch sie gibt häufig genau die Impulse, die man braucht, um während der Übungen nicht noch mehr zu verspannen bzw. nicht benötigte Muskeln nicht unnötig anzuspannen.

3 Führen Sie die Übung kniend, sitzend oder stehend aus (und auch gerne überall, wo Sie gerade sind). Wenn möglich, schließen Sie die Augen. Die Hände liegen locker auf den Oberschenkeln. Konzentrieren Sie sich auf Ihren Atem durch die Nase. Lassen Sie ihn weich und sanft fließen. Geben Sie dem Atem gedanklich folgenden Weg: Das Einatmen beginnt tief im Becken, weitet Bauch und Brustkorb und führt über die Wirbelsäule bis nach oben zum Nacken; das Ausatmen führt gleichmäßig über beide Schultern und in die Arme nach unten bis zu den Händen und sogar darüber hinaus. Das Einatmen über die Wirbelsäule verlängert diese sanft nach oben in Richtung Himmel, das Ausatmen löst Nacken, Schultern und Arme.

Spüren Sie ...

... wie vor allem das Ausatmen die Schlüsselbeine sanft weitet, die Schulterblätter löst, den Nacken entspannt und die Schulter sinken lässt. Konzentrieren Sie sich voll und ganz auf den imaginären Weg der Atmung. Vertrauen Sie auf die Kraft Ihrer Gedanken.

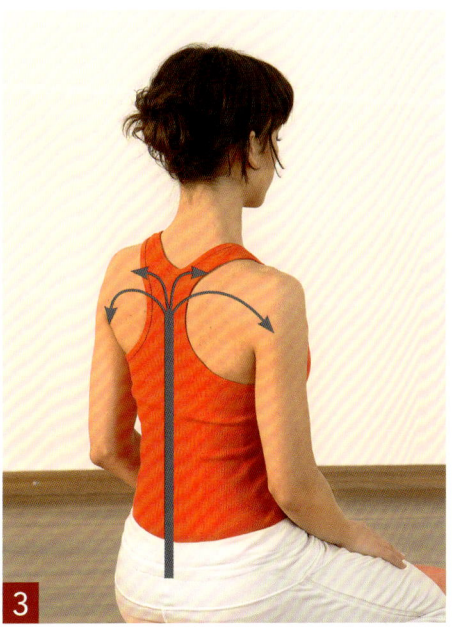

Mobilität erhalten

Mit der körperlichen und geistigen Ruhe, die Sie durch die Sensibilisierungsübungen erhalten haben, können Sie nun weiter üben. Mobilisation, im Sinne der Körperübungen im Yoga, bezieht sich vorwiegend auf unsere Gelenke. Man könnte das auch als »beweglich machen« ausdrücken, ähnlich dem Lösen einer festsitzenden und eingerosteten Schraube an einem Fahrrad. Dies scheint sehr notwendig, wenn man bedenkt, dass unser Alltag oftmals von körperlichem Stillstand und Unbewegtheit geprägt ist. Je weniger wir uns bewegen, bzw. je mehr Stunden wir in einer gleichbleibenden Haltung verbringen, beispielsweise Sitzen, desto wichtiger wird die Phase »Mobilität erhalten«. Die folgenden Übungen sind deshalb von einer gewissen Dynamik, dem Gegenteil von Stillstand oder Statik, gekennzeichnet.

Gelenkbewegung erfahren

Bei den Mobilisationsübungen geht es darum, bewusst und konzentriert den Bewegungsspielraum verschiedener Gelenke zu erfahren und ihn sanft zu erhöhen. Die festsitzende Schraube wird sozusagen wieder gängig gemacht. Ebenso - und hierbei ist Ihre achtsame Konzentration gefragt - wollen wir wahrnehmen, in welchen Bereichen unseres Körpers Blockaden bestehen oder sogar Schmerzen auftreten. Gleichzeitig wollen wir darauf achten, wo eine Bewegung besonders guttut und wir diese gerne länger ausführen oder wiederholen möchten.

Führen Sie sämtliche Übungen langsam und bewusst aus und werden Sie Ihr eigener Beobachter. Seien Sie geduldig und haben Sie Nachsicht mit Ihrer vielleicht momentan eingeschränkten Beweglichkeit. Wenn Sie regelmäßig und mit der nötigen Achtsamkeit sich selbst gegenüber üben, wird sich automatisch eine positive Veränderung einstellen.

Nacken-Relax

Bei dieser teildynamischen Übung wollen wir ein absolutes Loslassen des Hals-Nacken-Bereiches erreichen. Am besten ge-
schieht dies im Liegen, da wir in dieser Haltung die wenigsten
Muskeln für die Bewegung aktivieren müssen. Die Übung besteht aus zwei Phasen.

1 Sie liegen in Rückenlage auf einer etwa 5 cm hohen Unterlage, zum Beispiel einer gefalteten Decke, und stellen beide
Beine auf. Wenn Sie keine Probleme im unteren Rücken haben,
können Sie die Beine auch ausstrecken. Probieren Sie einfach
aus, was Ihnen angenehmer ist.
Phase 1: Anfangs ist der Kopf mittig und gerade, der Nacken ist
lang. Mit dem kommenden Ausatmen lassen Sie den Kopf kontrolliert und sanft auf die rechte Seite rollen, beim Einatmen zur
Mitte zurück und beim Ausatmen auf die andere Seite. Wiederholen Sie dies 3- bis 4-mal, aber nicht zu schnell, sonst wird
Ihnen möglicherweise schwindlig.
Phase 2: Lassen Sie den Kopf einige Atemzüge lang auf der rechten
Seite liegen, atmen Sie ruhig weiter und spüren Sie mit jedem Ausatmen ein Loslassen aller Muskeln im oberen Rücken, in den Schultern und im Nacken. Wiederholen Sie dies auf der anderen Seite.

Tipp

Nachdem Ihr Kopf
einige Atemzüge
lang auf einer Seite
entspannt liegen-
geblieben ist,
können Sie in die
Drehung nachhel-
fen, indem Sie den
Kopf vorsichtig
etwas mehr drehen
und eine leichte
Nacken-Hals-Deh-
nung verspüren.
Dann den Kopf
zurück zur Mitte
und der Bewegung
nachspüren. Erst
dann die andere
Seite üben.

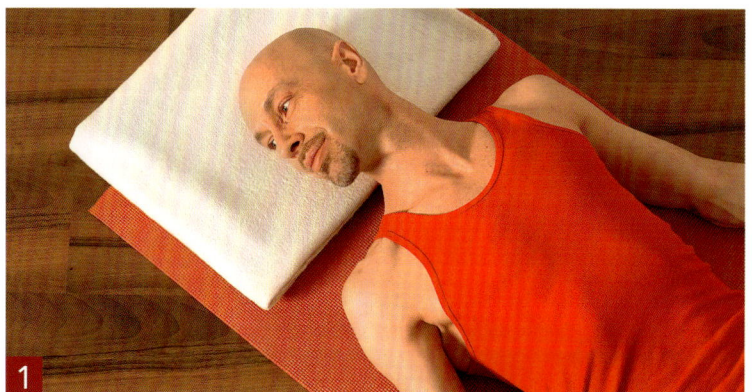

Tipp

Denken Sie bei den Übungen auf dieser und der gegenüberliegenden Seite immer an die »seidenen Fäden« am Brustbein und am Hinterhaupt (Übung Seite 32). Halten Sie diese Fäden nach oben hin stets unter leichter Zugspannung.

Kopfarbeit I

Mit »Kopfarbeit« meinen wir hier keine mentale Kraftanstrengung, sondern unterschiedliche Bewegungen, die mit dem Kopf ausgeführt werden. Sie mobilisieren unsere Halswirbelsäule in alle Richtungen und machen Muskeln und Gelenke frei.

1 Drehen Sie langsam und kontrolliert den Kopf nach links und rechts, so als würden Sie »nein« sagen. Drehen Sie fließend im Wechsel immer soweit, bis Sie eine leichte Dehnung in der Halsmuskulatur spüren. 5- bis 6-mal wiederholen.

2 Anschließend senken und heben Sie den Kopf mehrmals, so als würden Sie sehr deutlich aber langsam »ja« sagen. Den Kopf beim Heben nicht in den Nacken drücken.

3 Dann neigen Sie den Kopf nach links und rechts. Stellen Sie sich dabei - zusätzlich zu den Fäden - die Bewegung eines Scheibenwischers vor. Neigen Sie den Kopf soweit, bis eine leichte Dehnung im seitlichen Nacken spürbar ist.

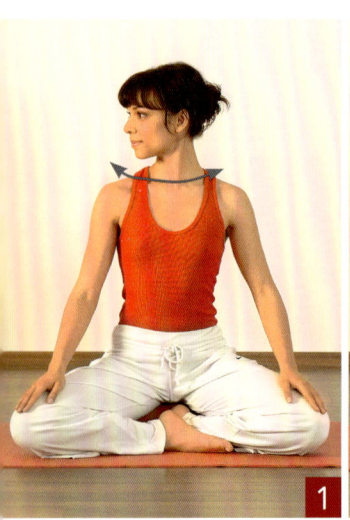
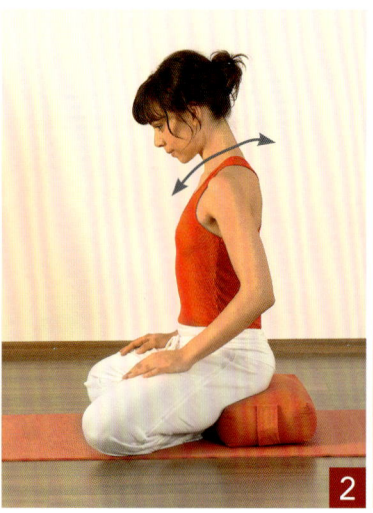
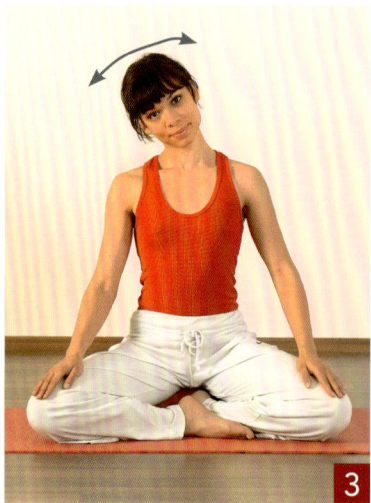

Kopfarbeit II

Die folgenden Bewegungen des Kopfes erfordern etwas mehr Koordinationsvermögen. Also nicht aufgeben und fleißig üben!

4 Sitzen Sie bequem und aufrecht. Schieben Sie nun das Kinn nach vorne und gleichzeitig die Schultern etwas nach hinten. Hierbei soll sich nur die Halswirbelsäule bewegen, der Rest der Wirbelsäule bleibt unbewegt und stabil. Anschließend ziehen Sie das Kinn wieder nach hinten. 5- bis 6-mal wiederholen.

5 Schwieriger ist das seitliche Verschieben des Kopfes. Als Anhaltspunkt denken Sie sich eine senkrechte Linie, die durch Ihren Kopf verläuft – sie sollte immer senkrecht bleiben und sich nicht wie ein Scheibenwischer neigen. 5-mal auf jeder Seite üben.

6 Und nun die schwierigste Variante. Kombinieren Sie die beiden vorangegangenen Bewegungen des Kopfes so, dass sich eine kreisende Bewegung in der Horizontalen ergibt. Also Kopf vor, links, zurück, rechts. 5- bis 6-mal in beide Richtungen üben.

Üben Sie ...

... stets so, dass die Muskeln des Nackens weich bleiben. Kleine Bewegungen genügen vollkommen, um die gewünschte Wirkung zu erzielen.

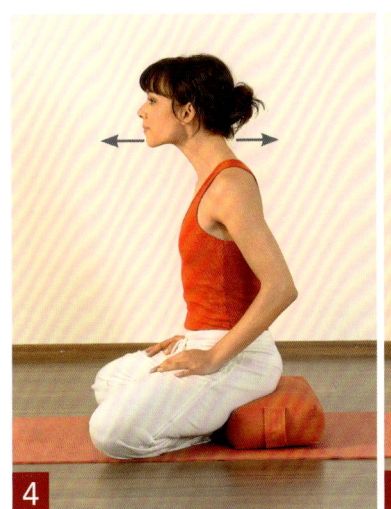
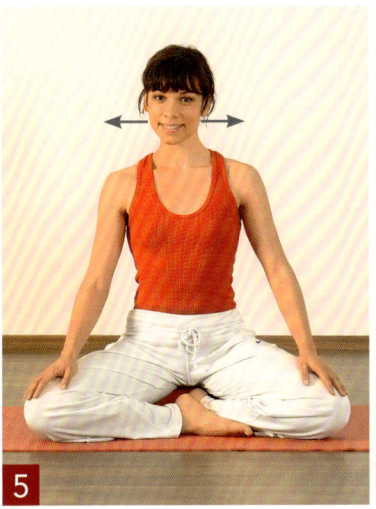
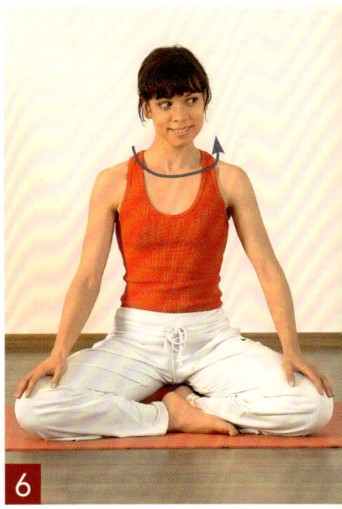

Tipp

Bewegen Sie sich nie in einen bestehenden Schmerz hinein. Finden Sie Ihren individuellen schmerzfreien Bewegungsbereich und führen Sie die Bewegung nur in diesem Radius aus.

Armbögen

Bei dieser Mobilisationsübung wird uns die Bewegungsfähigkeit des Schultergelenkes bewusst. Wir erfahren, wie sich achtsame Bewegung anfühlt und beobachten unser Schultergelenk in seiner Beweglichkeit.

1 Sie liegen auf dem Rücken, Beine aufgestellt oder gestreckt, die Arme neben dem Oberkörper. Lassen Sie Ihren Atem entspannt fließen. Heben Sie nun einen Arm ohne Spannung nach oben und dann weiter nach hinten, wo Sie ihn ganz locker auf dem Boden ablegen. Lassen Sie den Arm dort so lange liegen, bis Sie das Gefühl haben, dass der Schulter-Arm-Bereich entspannt ist. Konzentrieren Sie sich voll und ganz auf diese Region. Vielleicht können Sie die jeweilige Schulter besser entspannen, wenn Sie Ihren Atem imaginär in diesen Bereich fließen lassen. Dann holen Sie den Arm wieder nach vorne und wiederholen die Bewegung mit dem anderen Arm. Üben Sie 4- bis 5-mal mit jedem Arm.

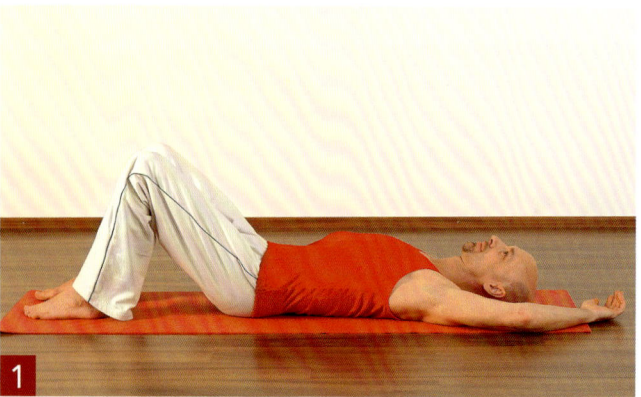

2 Üben Sie den gleichen Bewegungsablauf, jedoch als Scherenbewegung und mit langer Spannung in beiden Armen. Die Arme dabei weder vorne noch hinten ablegen.

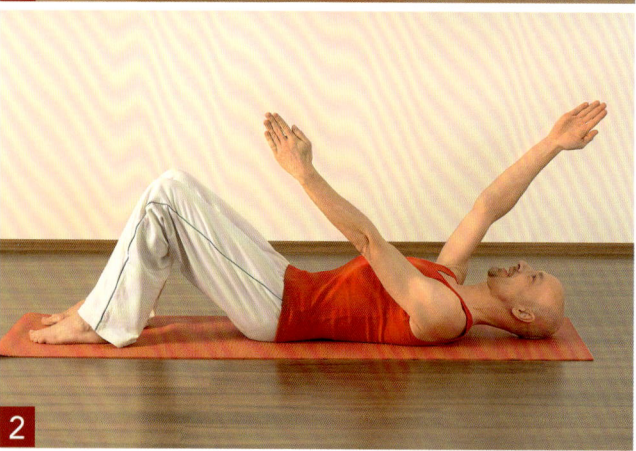

Brustöffner

Gerade in der Brustwirbelsäule neigt der Rücken bei vielen Menschen dazu, rund zu werden. Um den Brustkorb zu öffnen, dadurch die Wirbelsäule besser aufzurichten und die Atemqualität wesentlich zu verbessern, können Sie diese Übung mehrmals täglich durchführen.

3 Sitzen Sie gerade im Schneidersitz oder auf einem Stuhl. Führen Sie die Arme nach vorne, die Ellbogen bleiben weich, die Schultern sind locker. Die Handflächen zeigen zueinander.

4 Mit dem Einatmen drehen Sie die Handflächen nach oben und ziehen gleichzeitig die Ellbogen soweit nach hinten wie es geht. In der hintersten Endstellung der Ellbogen drücken Sie diese mit dem Ausatmen nach unten, strecken den Nacken nach oben und heben Ihr Brustbein in Richtung Himmel. Halten Sie diese Position beim Einatmen. Beim Ausatmen gehen Sie in die Ausgangsstellung zurück. 5- bis 6-mal wiederholen.

Tipp

Lassen Sie Ihren Atem in seiner Geschwindigkeit natürlich fließen. Spüren Sie beim Einatmen die seitliche Ausdehnung des Brustkorbes. Denken Sie dabei an einen Blasebalg.

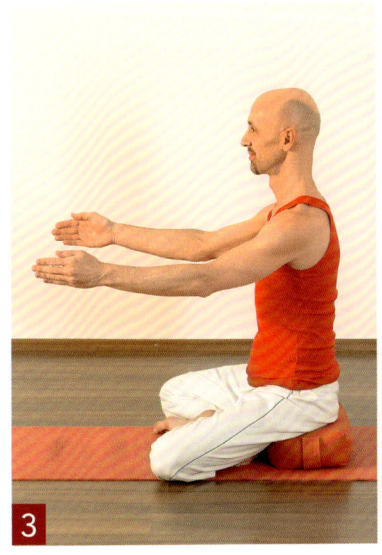
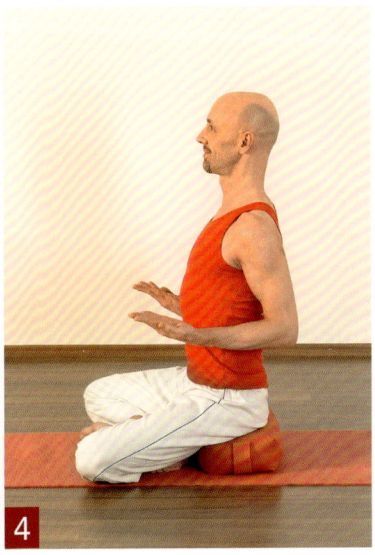

Üben Sie ...

... intensiver, indem Sie bei der Drehbewegung des Rumpfes beide Knie fest miteinander verbunden halten. Das Becken dreht dadurch nicht mit und die Rotation erreicht auch den Lendenbereich.

Die Spirale

Viele tiefe Muskeln schmiegen sich an unsere Wirbelsäule und bilden gemeinsam den sogenannten Rückenstrecker. Er arbeitet eigenständig und ist wesentlich für die Aufrichtung unseres Oberkörpers und für die Stabilität der Wirbelsäule verantwortlich. Die kleinsten Muskeln dieses Rückenstrecker-Komplexes sind die Drehmuskeln, die wir mit dieser Übung dehnen. Rotationsübungen können Spannungen innerhalb der Wirbelsäule beseitigen. Die Wirbelsäule wird beweglicher und verschobene Wirbel können wieder in die richtige Lage gebracht werden. Wenn Sie also bei dieser Übung ein leises Knacksen hören, dann machen Sie sich keine Sorgen. Denken Sie daran, beide Seiten zu üben.

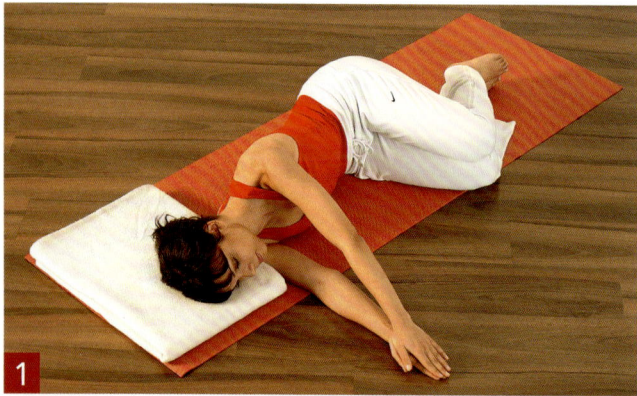

1 Legen Sie sich nach rechts zur Seite und mit angewinkelten Beinen auf den Boden, Ihr Kopf ist mit einer Decke leicht erhöht. Halten Sie beide Arme übereinander, die Hände berühren sich. Beim Einatmen führen Sie den linken Arm gestreckt in einem weiten Bogen über oben auf die linke Seite. Der obere Teil des Rumpfes folgt dieser Bewegung.

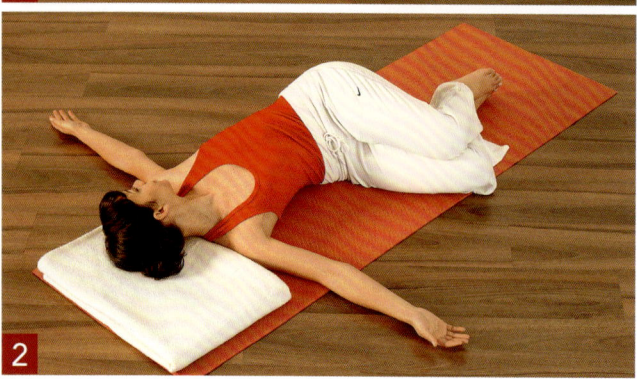

2 Beim Ausatmen führen Sie den Arm in gleicher Weise zur Ausgangsposition zurück. Verfolgen Sie achtsam die spiralförmige Bewegung der gesamten Wirbelsäule.
5- bis 6-mal wiederholen.

Erwachte Kobra

Bei dieser Übung wird wie bei der vorherigen die komplette Wirbelsäule mobilisiert – diesmal aber in Richtung Beugung und Streckung. Für viele Übende mit Rücken-Nacken-Verspannungen wird die »Kobra« eine echte Wohltat sein.

3 Sitzen Sie gerade an der vorderen Kante eines Stuhles. Legen Sie die Hände locker auf die Oberschenkel. Atmen Sie einige Male ruhig ein und aus. Mit dem kommenden Ausatmen lassen Sie das Becken über das Steißbein nach hinten kippen und in Folge den ganzen Oberkörper und Kopf weich einsinken.

4 Beim Einatmen strecken Sie sich langsam weit nach oben – wie eine Kobra, die erwacht und sich stolz aufrichtet. Strecken Sie hierbei Ihre Wirbelsäule so, dass ein gleichförmiges »C« entsteht. Gehen Sie nicht zu übertrieben in ein Hohlkreuz. Schultern und Arme bleiben entspannt. Üben Sie 5- bis 6-mal im Fluss einer ruhigen Atmung.

> *Üben Sie ...*
>
> ... langsam und konzentriert, damit Sie spüren, in welchem Bereich der Wirbelsäule dies besonders gut tut.

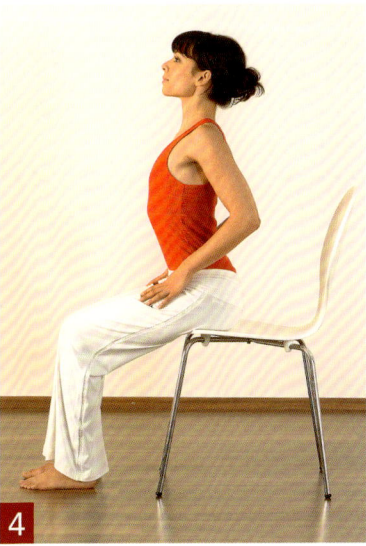

Spannung beseitigen

Verspannungen können vielerlei Ursachen haben. Ein erhöhter Spannungszustand (Tonus) der Muskulatur führt langfristig nicht nur zu Schmerzen, sondern schränkt auch unsere Beweglichkeit ein, die gesamte Statik des Körpers kann aus dem Gleichgewicht geraten. Gerade der obere Rücken mit Nacken, Halswirbelsäule und Schultergürtel macht vielen Menschen Kummer.
Der erhöhte Tonus der Muskulatur muss also irgendwie gesenkt werden. Am besten gelingt dies mit ganz gezielten Dehnübungen. Im Yoga gibt es dafür eine ganze Reihe von Möglichkeiten.

Entspannung durch Dehnung

Ein Muskel, der wieder an Länge gewinnt, ist weniger verspannt, gewinnt an Geschmeidigkeit und Elastizität, ist besser durchblutet und arbeitet wesentlich effizienter als ein verspannter Muskel. Und – er schmerzt nicht. Allein schon der vorweggenommene Gedanke bei einer Dehnübung, dass sich jetzt ein bestimmter Muskel entspannen und verlängern soll, senkt den Tonus in diesem Muskel. Ein Muskel, dessen Spannungszustand auf ein normales Niveau gebracht wird, übt auch keinen unnötigen Dauerzug auf die Gelenke aus, sodass diese nicht in eine unphysiologische Zwangshaltung bzw. -stellung gebracht werden. Kurzum: Dehnen ist wie »Wellness für die Muskeln«.
Im Yoga findet eine Dehnmethode Anwendung, die landläufig als statisches Dehnen bekannt ist. Man begibt sich also in eine Position, hält diese für etwa 20 Sekunden und löst dann die Haltung wieder auf. Wichtig hierbei sind Mut zur Langsamkeit, Konzentration und Achtsamkeit. Gehen Sie also langsam in eine Haltung, üben Sie konzentriert und aufmerksam und hören Sie achtsam in Ihren Körper hinein. Nur so spüren Sie die eigentlich verkürzten Strukturen und können diese beim Dehnen gezielt »loslassen«.

Unsere Yogapraxis muss drei Qualitäten vereinigen: Klärung, Selbstreflexion und Akzeptanz unserer Grenzen.
(Yoga-Sutra)

Kuhkopf

Diese Asana nennt man im Yoga *Gomukhasana* (Kuhkopf), weil sie
in der Originalversion der Form eines Kuhkopfes ähneln soll. Sie
dehnt den Schulter- und Brustbereich und kann helfen »einge-
rostete« Schultergelenke wieder frei und beweglich zu machen.
Gleichzeitig ist der Kuhkopf eine gute Übung zum Ausgleich der
weitverbreiteten Alltagshaltung, bei der die Schultern nach vorne
fallen und den Brustkorb verengen.

1 Sitzen Sie auf einem
Stuhl oder knien Sie auf dem
Boden. Heben Sie den rechten Arm nach oben und nach
hinten – dabei bleiben Ihre
Schultern tief – und beugen
Sie ihn so, dass Sie Ihre Hand
zwischen den Schulterblät-
tern ablegen können. Umfas-
sen Sie den rechten Ellbogen
mit der linken Hand und ziehen Sie ihn etwas weiter hinter den Kopf, bis Sie spüren,
dass die rechte Achsel weit
gedehnt ist. Halten Sie diese
Position etwa 20 Sekunden
und atmen Sie dabei tief in
die rechte offene Brustkorb-
flanke. Anschließend führen
Sie die Übung mit dem an-
deren Arm durch.
Spüren Sie im Anschluss
einige Sekunden bewusst
nach und nehmen Sie Ihre
neue Beweglichkeit wahr.

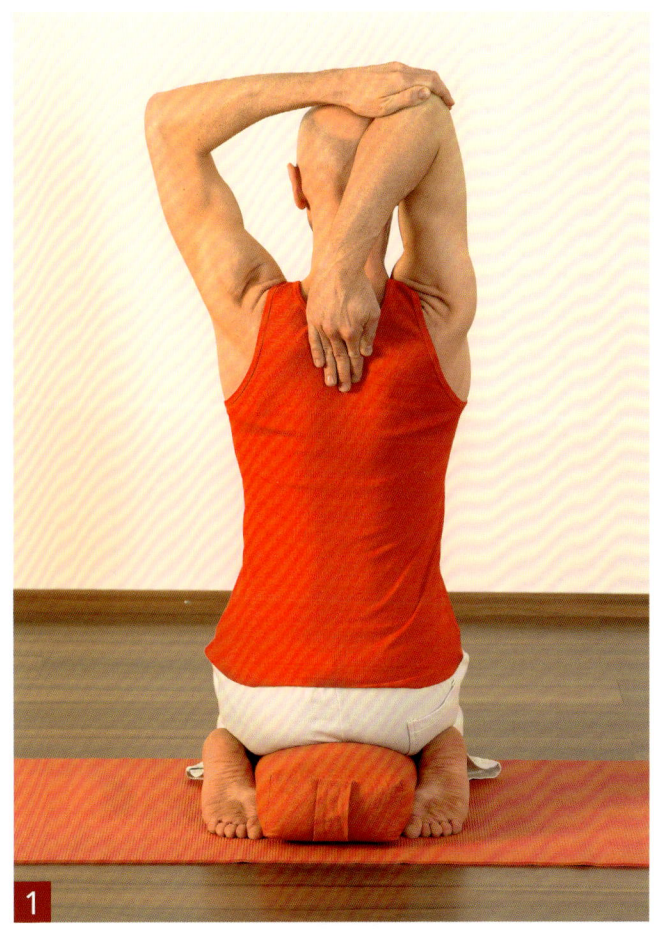

1

Weitung des Rückens

In der Mitte des oberen Rückens liegen die sogenannten großen und kleinen Rautenmuskeln, die an beiden Seiten von den inneren Schulterblatträndern zur Hals- und Brustwirbelsäule verlaufen. Häufig plagen Sie uns mit hartnäckigen und schmerzhaften Verspannungen. Durch eine bewusst aufrechtere Haltung, zum Beispiel beim Arbeiten am Computer, und regelmäßige Dehnung dieser Muskelpartie mit Hilfe der nachfolgenden Übung können Sie vorhandene Spannung abbauen.

1 Sitzen Sie auf der vorderen Kante eines Stuhles oder knien Sie im Fersensitz. Verzahnen Sie Ihre Finger, die Handflächen weisen zu Ihnen. Halten Sie die Hände zu Beginn der Übung etwa in Höhe des Brustbeins und lassen Sie die Schultern weich sinken. Atmen Sie zur Vorbereitung ein. Mit dem folgenden Ausatmen strecken Sie beide Arme und danach beide Schultern gleichmäßig und geradlinig weit nach vorne. Senken Sie hierbei etwas den Kopf. Im letzten Schritt sollten Sie versuchen, beide Schulterblätter aktiv von der Wirbelsäule weg nach außen zu

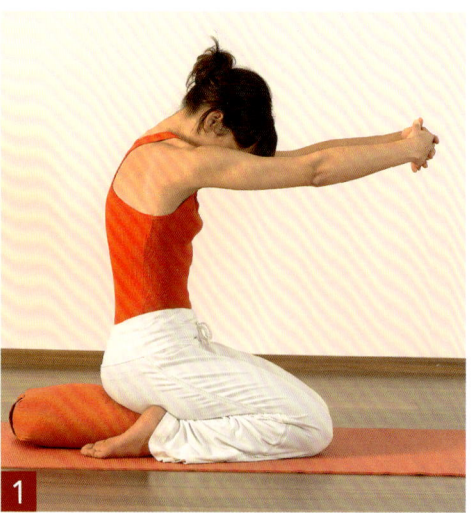

ziehen. Dabei senken sich Ihre Schultern nochmals bewusst. Stellen Sie sich vor, Sie öffneten eine Schiebetür mit zwei Flügeln – die Türen sind die Schulterblätter, die nach außen driften. Halten Sie diese Position für etwa 20 Sekunden oder 5 bis 6 ruhige und weiche Atemzüge.

Nackendehnung

Diese Übung kennen Sie bestimmt, weil fast jeder sie schon einmal intuitiv gemacht hat. Bei schmerzhaften Verspannungen des
Nackens bzw. der Nackenmuskeln senkt man den Kopf und zieht
ihn mit den Armen etwas nach unten. Richtig und vor allem be-
hutsam ausgeführt ist diese Übung eine hilfreiche Unterstützung,
um die häufig überspannte Trapezmuskulatur zu lösen. Zusätzlich
stellen wir Ihnen noch eine Übung für die seitlichen Nackenmuskeln vor. Beide Übungen in Folge durchgeführt lösen die Muskeln
und machen wieder Platz für die Blutgefäße, die das Gehirn mit
Sauerstoff versorgen. Am besten täglich üben!

2 Sitzen Sie bequem auf dem Boden oder einem Stuhl. Senken
Sie den Kopf geradlinig nach unten, verschränken Sie die Finger
und legen Sie die Hände auf den Hinterkopf. Lassen Sie die Ellbogen nach unten in Richtung Boden sinken. Das Gewicht der
Arme zieht den Kopf sanft nach unten und Sie werden eine angenehme Dehnung im Nacken wahrnehmen. Diese Haltung etwa
20 Sekunden halten.

3 Sitzen Sie auf-
recht und drücken
Sie die rechte Hand-
fläche und die
rechte Schulter aktiv
in Richtung Boden
und neigen Sie da-
bei den Kopf zur
linken Seite. Spüren
Sie das Ziehen im
rechten Nacken?
Beide Seiten jeweils
etwa 20 Sekunden
halten.

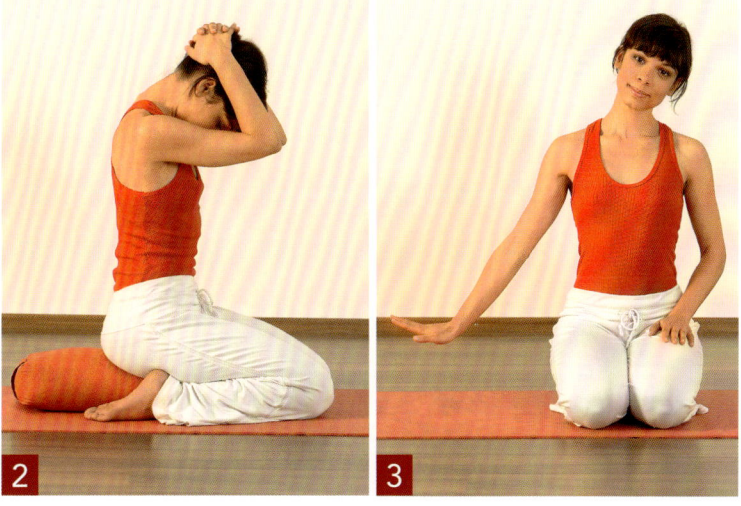

Tipp

Wenn Sie richtig
üben, werden Sie
einen leichten Zug
in der Rückseite der
Beine spüren. Dann
dehnen Sie häufig
verkürzte Muskeln,
die sogenannte
ischiokrurale
Muskelgruppe.

Vorbeuge in der Grätsche

Die Yogaübung *Ardha Uttanasana* (Vorbeuge im Stehen) üben wir
hier als Variation mit gegrätschten Beinen, um im Hüftgelenk
mehr Bewegungsfreiheit zu erhalten. Sie dehnt die häufig verkürzte Brustmuskulatur, die wiederum dafür verantwortlich sein
kann, dass unsere Schultern zu weit nach vorne fallen und unsere
Atmung einschränken. Gleichzeitig ist die Übung eine Wohltat für
den gesamten Rücken. Sie benötigen einen feststehenden Stuhl
mit Lehne oder einen Tisch.

1 Stellen Sie sich etwa 1 m vor einen Stuhl (oder Tisch) mit
parallelen Füßen in eine leichte Grätsche. Beugen Sie sich nach
vorne, legen Sie die Hände mit gestreckten Armen auf die Lehne
und schieben Sie das Gesäß nach hinten und oben. Lassen Sie
den Brustkorb und den Schultergürtel sanft Richtung Boden sinken. Dehnen Sie die Wirbelsäule über das Steißbein nach hinten
und über den Hinterkopf nach vorne. Die Ohren befinden sich in
Höhe der Oberarme. Spüren Sie die Weite, die im Brustkorb und
in den Achseln entsteht. Für etwa 5 bis 6 tiefe Atemzüge in dieser Position verweilen. Zum Verlassen der Position einen Schritt
nach vorne machen und den Rumpf langsam aufrichten.

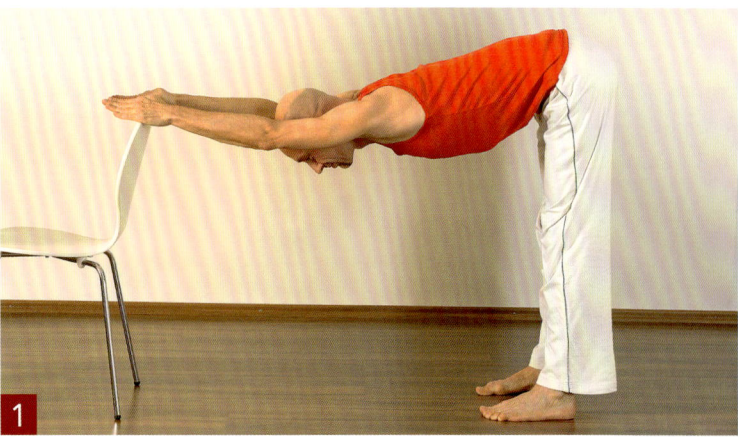

Bauchdrehung

Diese Übung, im Yoga *Jathara Parivrtti* genannt, ist auch unter dem Namen Krokodilhaltung bekannt. Es gibt sie in mehreren Variationen. Sie sollten sie üben, weil sie positive Eigenschaften für den gesamten Brust- und Brustwirbelsäulenbereich hat. Manchmal ist während der Drehung im Lenden- oder Brustbereich ein Knacken zur hören. Keine Angst – hier renken sich gerade ein oder mehrere verschobene Wirbel wieder von selbst ein. Man nennt dies Eigenchiropraktik.

2 In Rückenlage breiten Sie die Arme zu den Seiten hin aus und stellen die Beine auf. Heben Sie das Gesäß und setzen Sie es eine Hand breit weiter nach links wieder auf dem Boden ab. Strecken Sie dann das rechte Bein lang aus und stellen Sie den linken Fuß auf das rechte Knie. Danach lassen Sie langsam das angewinkelte linke Bein über das gestreckte rechte Bein sinken. Bei Bedarf können Sie das angewinkelte Knie vorsichtig nach unten drücken. Mit jedem Ausatmen lassen Sie sich mehr in die Drehung sinken. Spüren Sie die angenehme Dehnung im Rhythmus einer ruhigen fließenden Atmung. Etwa 20 Sekunden verweilen und dann die Seite wechseln.

Tipp

Wenn Sie keine Schulterprobleme haben und beweglich genug sind, strecken Sie bei dieser Übung die Arme weiter nach hinten aus (Schultern bleiben am Boden) und genießen Sie die stärkere Dehnung im seitlichen Brustkorb.

Schraubensitz

Drehhaltungen im Sitzen gibt es im Yoga in etlichen Variationen. Diese hier hat den Vorteil, dass Sie im Brustkorb- und Bauchbereich weit bleiben können, was bei vielen anderen Drehhaltungen nicht der Fall ist. Damit Sie diese Weite erreichen und auch genießen können, üben Sie am besten auf einem Stuhl. Sie werden merken, dass diese Übung nicht nur einen dehnenden (Schulter, Brust), sondern auch einen kräftigenden (oberer Rücken) Charakter hat. Ausgangsposition ist die Übung »Die seidenen Fäden« auf Seite 32.

1 Sitzen Sie an der vorderen Kante des Stuhls, die Beine leicht geöffnet. Legen Sie die rechte Hand an die linke Oberschenkelaußenseite nahe des Knies. Der linke Arm ist weich nach vorne

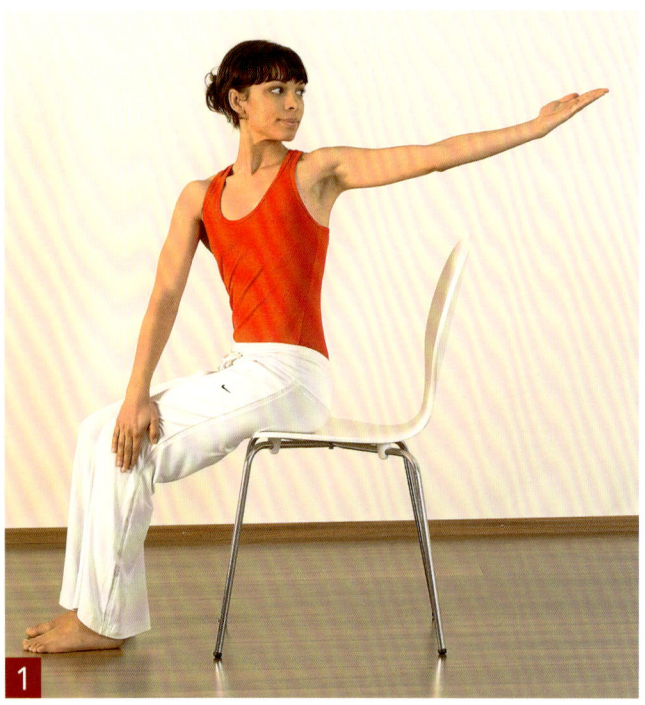

ausgestreckt, die Handfläche zeigt nach oben. Mit dem nächsten Ausatmen führen Sie den linken Arm nach hinten und etwas nach oben, wobei sich der Oberkörper in die gleiche Richtung mitdreht. Dabei die linke Schulter bewusst in Richtung Boden sinken lassen. Der Kopf dreht mit, der Blick geht zur Hand. Denken Sie an die seidenen Fäden! Damit das Becken stabil bleibt, halten Sie mit der rechten Hand den linken Oberschenkel in Position. Etwa 20 Sekunden halten und dann die Seite wechseln.

Brustdehnung

Die Übung Brustdehnung
könnte man als sitzende
Variante von *Bhujangasana*
(Kobra) bezeichnen. Sie öff-
net wie keine andere Übung
den Brustkorb, dehnt die
Brustmuskeln und Schultergelenke, kräftigt den oberen
Rücken und ermöglicht eine
tiefe und ausdehnende At-
mung. Sie ist in diesem Buch
eine der besten Übungen für
alle, die täglich lange sitzen
oder die stehend gleichbleibende Tätigkeiten durchführen. Auch bei Rundrücken
sehr zu empfehlen!

2 Setzen Sie sich auf die
vordere Hälfte eines Stuhls.
Neigen Sie den Rumpf mit
geradem Rücken leicht nach
vorne und greifen Sie hinten

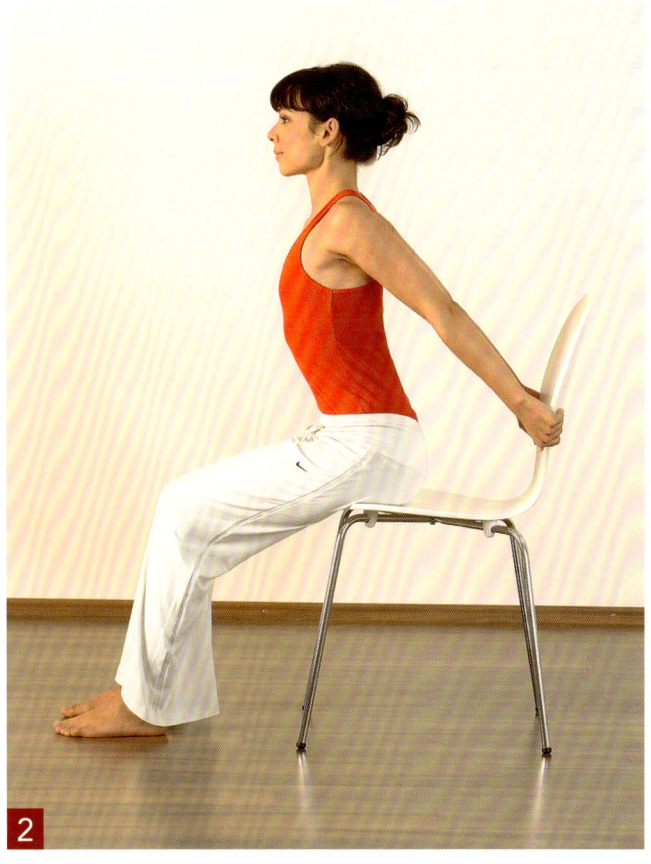

die seitliche Stuhllehne. Die Arme sind gestreckt. Dies ist die
Grundposition – nun kommt die eigentlich wirksame Arbeit.
Atmen Sie tief in den Brustkorb ein. Mit dem Ausatmen ziehen
Sie den Brustkorb nach oben und weiten ihn zu den Seiten.
Gleichzeitig ziehen Sie aktiv die Schultern nach hinten und die
Schulterblätter nach unten und hinten. Halten Sie den Nacken
immer lang und das Kinn leicht eingezogen. Atmen Sie 5- bis
6-mal und nehmen Sie die sich immer vergrößernde Weite auf
der Vorderseite des Rumpfes wahr. Anschließend gönnen Sie
sich einige Atemzüge zum intensiven Nachspüren.

Kraft aufbauen

Die Erhöhung der Muskelkraft in Kombination mit genügend körperlicher Beweglichkeit spielt eine große Rolle, wenn man Yoga praktiziert und dadurch seine Gesundheit erhalten oder wiederherstellen will.

Für einen gesunden Schulter-Nacken-Bereich sind Dehnung und Kräftigung demnach gleichermaßen wichtig. Nur dann haben Sie eine aktive Polsterung für die Lasten des Alltags. Und für eine gezielte Kräftigung der Skelettmuskulatur ist es nie zu spät. Die Muskeln lassen sich in jedem Lebensalter prima trainieren und reagieren bei entsprechender Belastung mit reichlich Freude.

Die Vollkommenheit einer Asana ist erreicht, wenn die Mühe ihrer Ausführung zur Mühelosigkeit wird. (Yoga Sutra)

Gerade die Rücken- und Nackenmuskeln sind in Relation zu ihrer Kapazität häufig überlastet, sie verspannen ziemlich schnell.

Die Kombination von Dehnung und Kräftigung wird notwendig. Dehnübungen haben Sie bereits im vorangegangenen Abschnitt kennengelernt. In diesem Abschnitt geht es vor allem um Yogaübungen, die die Muskeln im Schulter-Nacken-Bereich trainieren.

Mehr Muskelkraft durch Halten

Im Yoga werden entsprechende Übungen »gehalten«, deshalb spricht man von Yoga*haltungen*. Die Sportwissenschaft nennt sie auch isometrische oder statische Muskelübungen. Die Kraft eines Muskels kann dadurch erheblich verbessert werden. Dies hat zur Folge, dass der Muskel seinen Aufgaben wieder besser gerecht werden kann: Die Gelenke zu stabilisieren, zu schützen, das Skelett ausgewogen in seiner physiologisch gesunden Statik zu halten und kraftvolle und zugleich kontrollierte Bewegungen im Alltag zu vollziehen, die die Gelenke nicht mehr als notwendig belasten.

Im folgenden Abschnitt haben wir für Sie die besten Yogahaltungen für einen gesunden und ausdauernden Schulter-Nacken-Bereich ausgewählt.

Berg mit ausgestreckten Armen

Tadasana, wie die Berghaltung im Yoga genannt wird, ist auf den ersten Blick eine relativ einfache Übung. Für die Ausrichtung des ganzen Körpers und für das mentale Bewusstsein ist sie jedoch sehr bedeutsam. Außerdem stellt Tadasana eine wichtige Basishaltung im Yoga dar, auf der etliche weitere Stehhaltungen aufbauen. Wir üben Sie hier mit ausgestreckten Armen, um den Schultergürtel besonders zu integrieren.

Tipp

Lassen Sie die Länge in den Armen bereits tief in den Schultergelenken, den »Wurzeln« der Arme, beginnen.

1 Stellen Sie sich – am besten barfuß wegen des bewussten Kontaktes der Füße zur Erde – mit hüftbreiten Beinen auf den Boden. Das Becken befindet sich in mittiger Position, die Wirbelsäule wächst aus dem Becken heraus lang nach oben und über den Hinterkopf weiter in den Himmel. Heben Sie die Arme seitlich bis auf Schulterhöhe an und drehen Sie die Handflächen nach vorne. Nun lassen Sie die Arme vom Gefühl her länger werden, sie sollen gleichsam aus den Schultern herauswachsen. Gleichzeitig ziehen Sie die Schultern leicht nach hinten und die Schulterblätter aktiv nach unten. Halten Sie den Nacken lang. Etwa 20 Sekunden konzentriert und mit ruhiger Atmung halten.

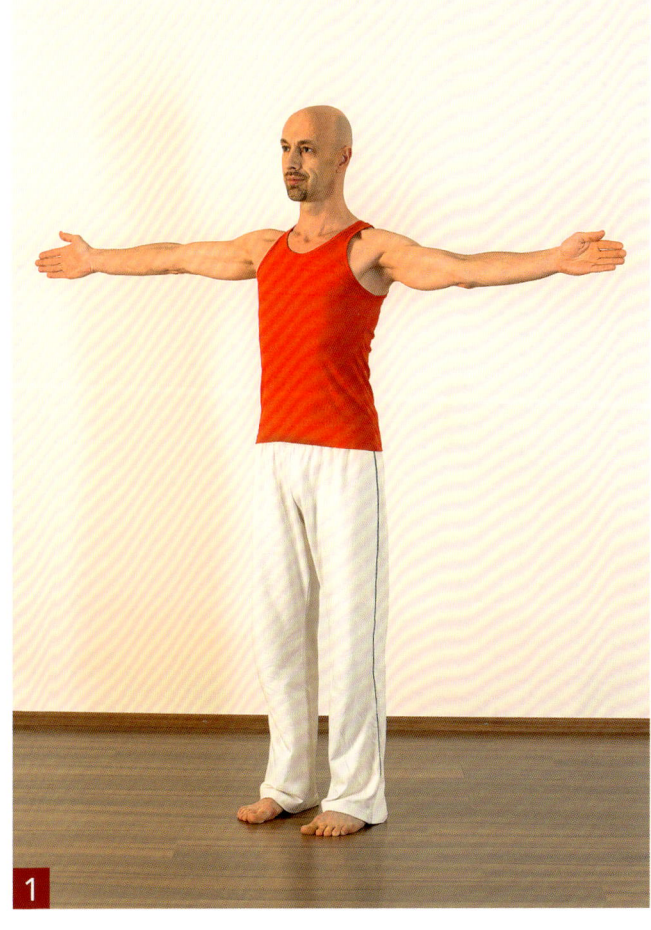

Vierfüßler I

Der Vierfüßler, im Yoga *Chakravakasana* genannt, ist eine wirkliche Universalübung, wenn es darum geht den stabilisierenden Rückenmuskeln mehr Kraft zu verleihen und die Sensibilität für die Wirbelsäule zu erhöhen. Man kennt viele Variationen, wobei wir uns auf diejenigen beschränken, die besonders für den oberen Rücken, den Nacken und die Schultern von Bedeutung sind.

1 Gehen Sie in den Vierfüßlerstand. Die Arme sind senkrecht und die Hände genau unter den Schultern mit den Fingern nach vorne, die Knie leicht geöffnet und unter den Hüftgelenken aufgestellt. Füße ablegen. Von der Seite betrachtet, bildet der Rücken eine gerade Linie, der Kopf befindet sich in Verlängerung der Wirbelsäule.
Mit dem Ausatmen drehen Sie den Kopf auf die rechte Seite und ziehen das Kinn etwas zur rechten Schulter, beim Einatmen zur Mitte, beim Ausatmen nach links. Jedes Mal wenn sich der Kopf zu einer Seite dreht, versuchen Sie gleichzeitig die Schulterblätter in Richtung Hosentaschen zu ziehen. Dabei sollten Sie deutlich spüren, dass sich auch die Schultern von den Ohren wegbewegen. Etwa 5- bis 6-mal wiederholen.

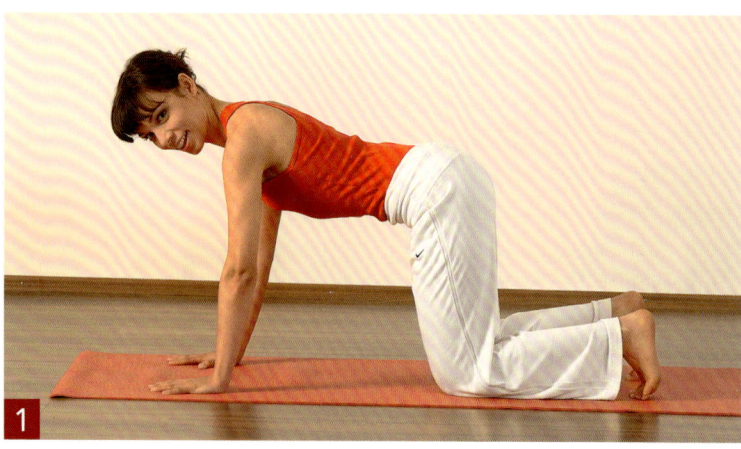

Vierfüßler II + III

2 Für die Übung Vierfüßler II gehen Sie in die gleiche Grund-
stellung wie bei Vierfüßler I. Mit dem Ausatmen heben Sie den
rechten Arm und strecken ihn nach vorne weg (bei Schmerzen
in der Schulter zur Seite heben). Die Innenfläche der Hand zeigt
nach innen und die Finger sind weich. Den Arm maximal schul-
terhoch heben.
Die Herausforderung liegt darin, dass Sie weder den Schultergürtel und Oberkörper noch das Becken in irgendeiner Weise
verschieben oder verdrehen sollen. Alles muss stabil und mittig
gehalten werden, es bewegt sich nur der Arm nach vorne und
oben, wobei die rechte Schul-
ter vom rechten Ohr weg-
gezogen werden soll. 10 bis
20 Sekunden halten und
dann die andere Seite üben.

3 Für Variation III gehen
Sie wieder in die Grundstel-
lung des Vierfüßlers, aber
jetzt stehen Sie auf den
Zehen. Mit dem Ausatmen
drücken Sie die Füße in den
Boden und heben die Knie
synchron und gleichmäßig
etwa 5 cm vom Boden. Beide
Hände und beide Füße tragen
nun je ein Viertel Ihres Kör-
pergewichtes. Etwa 5 Atemzüge halten und dann die
Knie wieder absenken. Nach
einer kurzen Pause wiederholen.

Tipp
Zur Schulung der
korrekten Arm-
bewegung bei Vier-
füßler II eignet sich
die Übung »Die ent-
spannte Schulter«
auf Seite 36 hervor-
ragend.

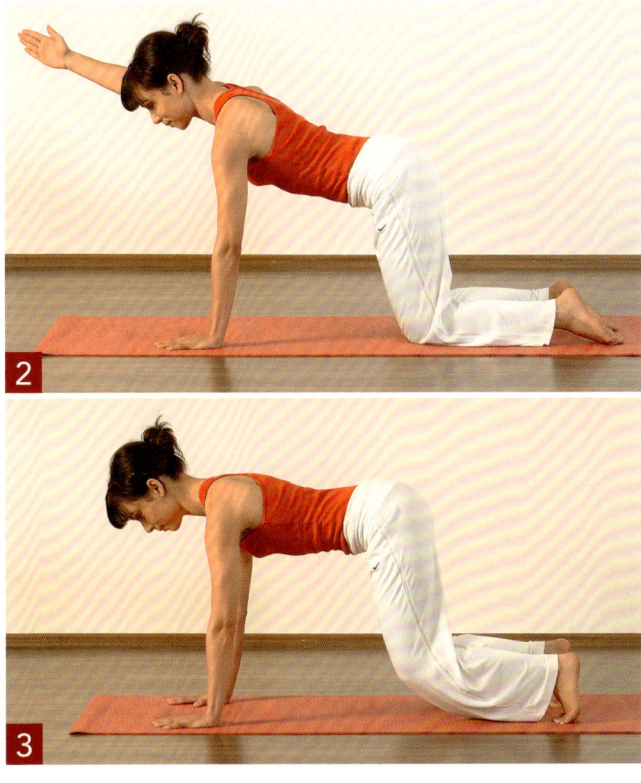

Tipp

Bei Schmerzen im
unteren Rücken
stützen Sie die
Unterarme weiter
geöffnet auf den
Boden, sodass
der Rumpf tiefer
gehalten wird.

Kobra I

Die Übung Kobra, *Bhujangasana*, gibt es in etlichen Variationen
mit unterschiedlichen Armhaltungen. Wir stellen Ihnen drei
Kobraübungen vor, bei denen auch der Schultergürtel in Aktion
tritt und sich positiv entwickeln kann. Wenn Sie sich Ihre Yogaübungen für Ihr persönliches Programm zusammenstellen, sollten Sie mindestens eine der vorgestellten Varianten integrieren.
Halten Sie jede Kobravariation etwa 5 bis 6 Atemzüge oder etwa
20 Sekunden.

1 Legen Sie sich auf den Bauch. Die Beine und Füße bewusst
lang strecken und etwas öffnen. Stützen Sie sich mit den Unter-
armen gegen den Boden, wie eine Sphinx. Der Rumpf ist erhöht
und in einer leichten Rückbeuge, das Becken ruht am Boden.
Sie atmen ruhig und gleichmäßig und drücken sich sanft aus
den Schultern heraus, der Nacken wird lang – denken Sie an
den Faden am Hinterhaupt –, der Brustkorb dehnt sich nach
vorne und oben. Die Übung wird etwas effektiver, wenn Sie
Ihre Schultern aktiv von den Ohren wegziehen.

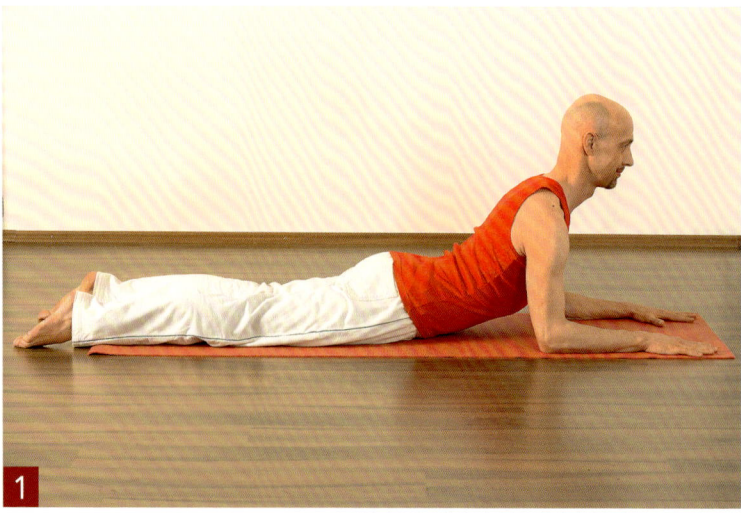

Kobra II + III

2 Legen Sie sich flach auf den Bauch, die Stirn am Boden, die Arme vorne und etwas gebeugt ablegen. Nun strecken Sie den Nacken bewusst in die Länge und heben Stirn, Brustkorb und Bauchnabel vom Boden ab. Einen Atemzug später heben Sie auch einen Arm. Versuchen Sie dann beide Schultern nach hinten zu bewegen, während Sie die Schulterblätter in Richtung Hosentaschen ziehen. Legen Sie den Fokus auf die Schulter-Arm-Arbeit, um besonders den oberen Rücken zu kräftigen. Beide Seiten üben.

3 Legen Sie sich wie bei Kobra II beschrieben lang auf den Bauch. Stirn und Brustbein werden ebenfalls angehoben, die Arme sind jedoch zur Seite ausgestreckt. Die Schulterblätter gleiten aktiv den Rücken entlang nach unten in Richtung Hosentaschen.
Diese Variante ist auch als dynamische Ausführung interessant und besonders für den unteren Rücken sehr effektiv: In der Ausgangsposition ist der Brustkorb tief. Beim Einatmen heben Sie das Brustbein ohne Schwung vom Boden auf und beim Ausatmen senken Sie es sanft wieder nach unten. Wiederholen Sie dies 5- bis 6-mal.

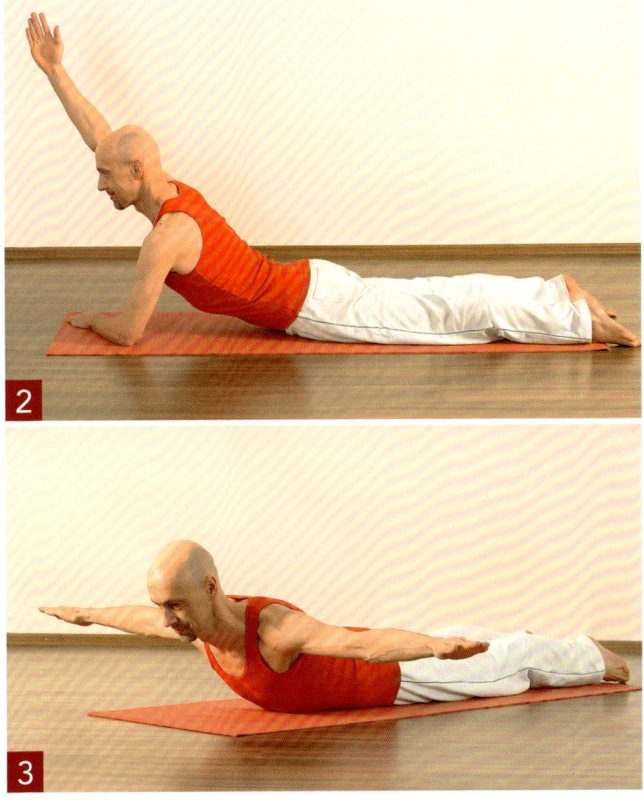

Tipp

Achten Sie darauf, dass das Becken weder durchhängt noch zu hoch ist. Es ist das Zentrum der geraden Körperlinie. Sinken Sie nicht in den Schultern ein und lassen Sie Ihren Kopf nicht hängen!

Das Brett

Phalaghasana, wie diese Übung heißt, ist eine sogenannte Ganzkörperkräftigungsübung, bei der gleichzeitig verschiedene Muskelbereiche trainiert werden. Durch die Stützarbeit mit den Armen ist besonders der Schultergürtel integriert, der langfristig deutlich an Kraft gewinnen kann. Die Übung ist etwa mittelschwer. Je fortgeschrittener Sie sind, desto länger können Sie diese Position halten.

1 Sie befinden sich in Bauchlage, die Unterarme sind schulterbreit und parallel aufgestützt. Die Zehenspitzen sind aufgestellt, der Blick ist zum Boden gerichtet. Heben Sie nun den Körper so an, dass er von der Seite betrachtet eine gerade Linie bildet. Bauch, Rücken und Beine sind fest angespannt. Der Nacken ist lang. Atmen Sie trotz der Anstrengung ruhig und gleichmäßig weiter und halten Sie diese Brettposition etwa 20 Sekunden. Wenn Sie sehr fortgeschritten sind und keine gesundheitlichen Probleme haben, können Sie zusätzlich einen Fuß wenige Zentimeter anheben. Beide Seiten üben.

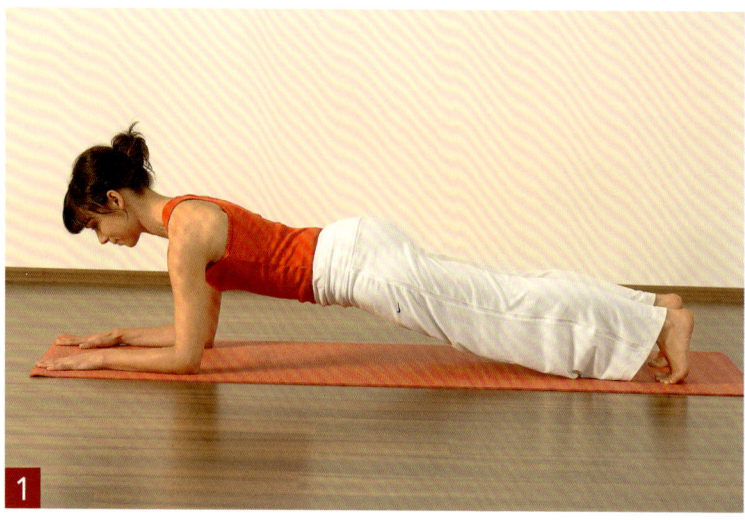

Halber Seitstütz

Der halbe Seitstütz ist eine etwas vereinfachte Variante des »ganzen« Seitstützes *(Vasishtasana)*, aber genauso effektiv, wenn es um die Kräftigung der Rumpf- und Schultergürtelmuskulatur geht. Die Übung kräftigt insbesondere die schrägen Bauchmuskeln und stabilisiert das Schultergelenk.

2 Legen Sie sich in rechter Seitenlage auf den Boden und stützen Sie den rechten Ellbogen auf. Der Unterarm ist nach vorne gerichtet. Eventuell ist es angenehmer für Sie, wenn Sie eine Decke als Unterlage verwenden. Der freie Arm liegt am Oberkörper an. Winkeln Sie das untere Bein an, das obere ist aktiv in die Länge gestreckt. Drücken Sie sich nun aus der stützenden Schulter heraus und heben Sie das Becken soweit an, dass Kopf, Oberkörper, Hüfte und linkes Bein eine gerade Linie bilden. Weichen Sie mit dem Gesäß nicht nach hinten aus. Ihr Körpergewicht wird in der Endposition vom rechten Unterarm, dem rechten Knie und dem linken Fuß getragen. Etwa 20 Sekunden halten, dann auflösen und die andere Seite üben.

Tipp

Üben Sie intensiver, indem Sie den oberen Arm in den Himmel strecken, den Nacken lang machen und den Kopf so drehen, dass Sie nach oben zur Hand blicken.

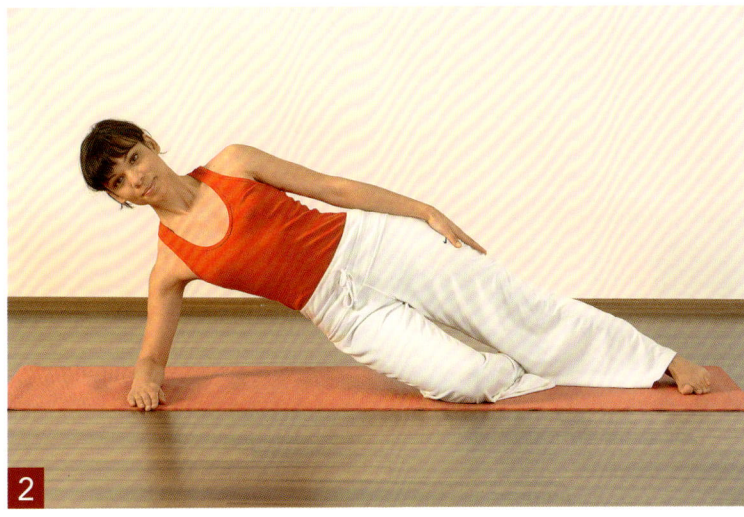

Tipp

Beobachten Sie wie es Ihren Schultern geht. Sind sie schmerzfrei und haben Sie genügend Kraft, dann heben Sie das Becken weiter an, bis Oberkörper, Becken und Oberschenkel eine gerade Linie bilden.

Der Tisch

Diese Übung ist zwar anstrengend, kräftigt aber sehr effektiv alle Muskeln, die den Schultergürtel stabilisieren. Geübte Yogis und Yoginis ohne Beschwerden im unteren Rücken können das Becken weiter als im Foto gezeigt anheben und dadurch zusätzlich die Muskeln im Lendenbereich stärken.

1 Setzen Sie sich auf den Boden und stellen Sie die Beine hüftbreit geöffnet auf. Stützen Sie die Hände hinter dem Becken, die Finger zeigen seitwärts. Wer Probleme in den Handgelenken hat, kann sich auch auf den Fäusten abstützen.
Drücken Sie die Hände kraftvoll in den Boden, bis sich der Brustkorb merklich hebt, spannen Sie die Beckenbodenmuskeln an und heben Sie mit dem Einatmen das Becken etwa 30 cm nach oben. Ziehen Sie das Steißbein leicht ein und halten Sie die Knie hüftweit geöffnet. Der Nacken bleibt lang und der Blick ist nach vorne gerichtet. Wenn Sie ermüden, bringen Sie das Becken langsam wieder nach unten und ruhen sich aus.

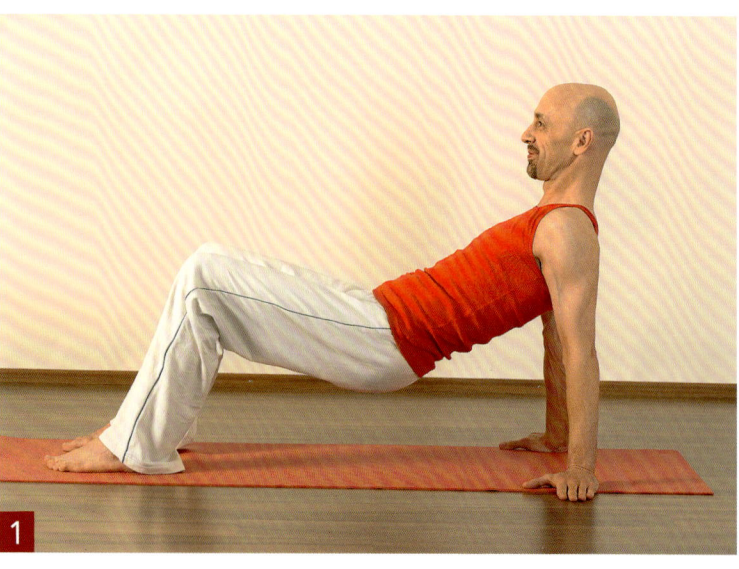

1

Den Himmel heben

Diese Übung ist grundlegend für die Vorbereitung des Kopfstandes. Diesen wollen wir hier natürlich nicht üben, aber die folgende Schulter-Arm-Arbeit vermittelt ein gutes Gefühl dafür, Kraft und Dehnung in einer Yogahaltung zu kombinieren. Gleichzeitig lernen Sie, Ihren Körper zu koordinieren und zu beherrschen, weil Sie nah beieinanderliegende Muskeln unterschiedlich aktivieren.

2 Sitzen Sie auf einem Stuhl oder knien Sie auf dem Boden. Heben Sie die Arme und legen Sie die Hände verzahnt an den Hinterkopf. Die Wirbelsäule ist gerade, aber nicht extrem überstreckt. Nun drücken Sie die Ellbogen nach oben, so als wollten Sie den Himmel ein Stück anheben. Gleichzeitig strecken Sie den Nacken lang und ziehen kräftig die Schulterblätter nach unten und an den Brustkorb heran. Durch dieses Herunterziehen und gleichzeitige Heben der Ellbogen spüren Sie eine Dehnung auf der Rückseite der Oberarme. Die Schulterblattmuskulatur ist aktiv und wird gekräftigt. Halten Sie diese Position etwa 5 bis 6 Atemzüge. Anschließend Arme senken und nachspüren.

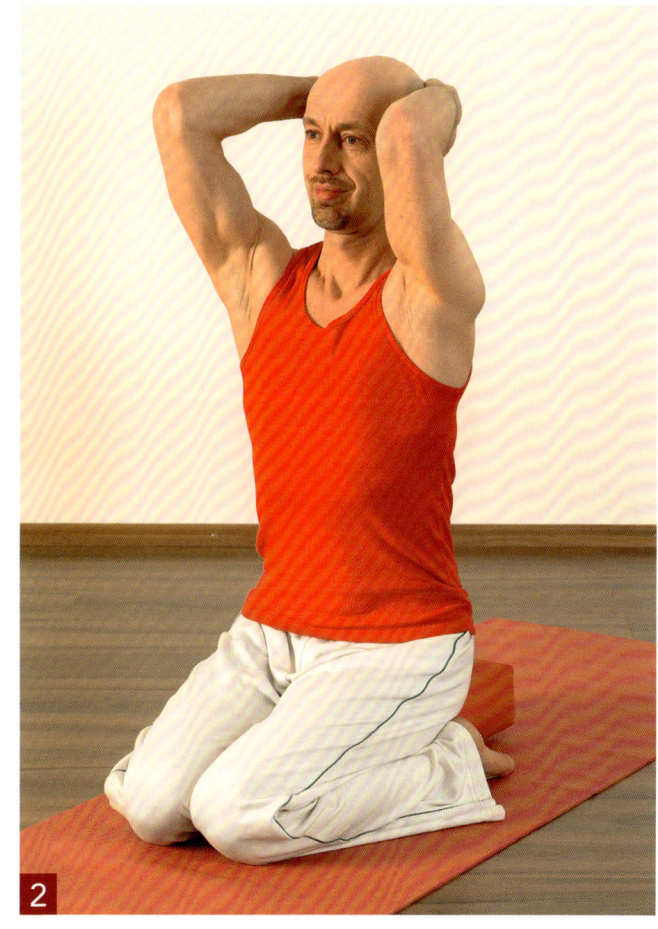

Tipp

Kommen Sie beim Versuch die Knie vom Boden zu lösen nicht in Versuchung, das Becken nach vorne zu nehmen oder mit dem Rumpf nach oben zu kommen. Auch wenn sich die Knie nicht abheben wollen, bereits der Versuch die Knie anzuheben, hat die volle Wirkung auf die entsprechende Muskulatur!

Der kleine Hund

Diese Variation der Hundehaltung *(Adho Mukha Svanasana)* beansprucht die Muskeln um den Schultergürtel herum etwas anders und teilweise intensiver als die Originalübung auf der kommenden Seite. Wenn Sie beide Übungen ausprobieren, werden Sie merken, was gemeint ist. Lesen Sie die Anleitung erst durch und bewegen Sie sich in Gedanken mit, dann wird Ihnen die Ausführung leichter gelingen.

1 Gehen Sie in den Vierfüßlerstand, die Knie sind hüftbreit geöffnet. Während das Becken in seiner Position wie »eingefroren« bleibt, wandern Sie mit den Armen weit nach vorne, bis Arme und Oberkörper eine lange Rutschhalte bilden. Die Hände sind nun schulterbreit geöffnet, die Finger gespreizt. Drehen Sie die Oberarme im Schultergelenk etwas aus und zwar so, dass sich die Ohren von den Schultern entfernen. Der Kopf ist in natürlicher Verlängerung der Wirbelsäule.

Nun drücken Sie mit den Händen fest in den Boden und versuchen beide Knie etwa 5 cm vom Boden anzuheben. Achten Sie darauf, Arme und Rücken lang gestreckt zu lasssen. 10 bis 20 Sekunden halten.

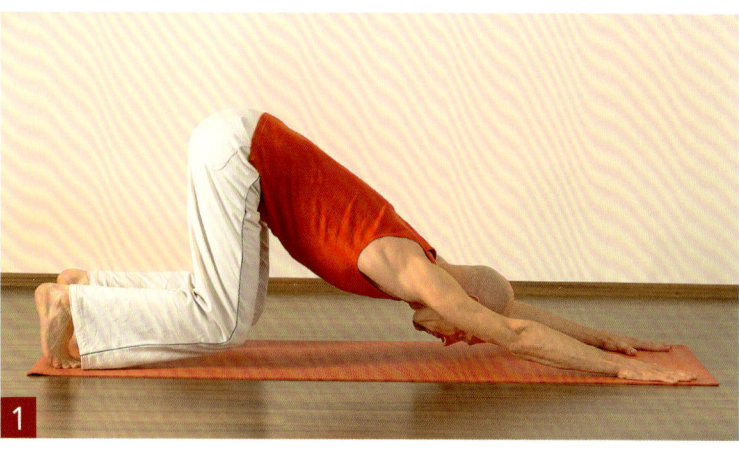

Der große Hund

Im Original heißt diese Übung »Nach unten blickender Hund«. Wir nennen sie »Großer Hund«, weil die vorangegangene Haltung so etwas wie ihr kleiner Bruder ist. Wenn Sie sich das Foto ansehen, erkennen Sie eine gerade Linie, die von Armen und Rücken gebildet wird. Dies ist das zentrale Anliegen beim Großen Hund. Durch die Stemmbewegung der Arme und Hände gegen den Boden kräftigen Sie intensiv Arm- und Schultermuskeln. Gleichzeitig werden durch die gestreckte Position der Arme die Brustmuskeln und Schultergelenke gedehnt und der Brustkorb geweitet. Man erreicht ein Weitwerden der vorderen Rumpfseite, was auch positiven Einfluss auf unsere Atemqualität hat.

2 Gehen Sie in den Vierfüßlerstand und setzen Sie die Hände mit weit gespreizten Fingern etwas weiter vorne auf, die Mittelfinger zeigen nach vorn. Mit dem Ausatmen bewegen Sie das Gesäß zuerst zu den Fersen und schieben es dann aktiv nach hinten und oben, dabei strecken Sie die Beine fast komplett durch. Drücken Sie mit den Händen kraftvoll gegen den Boden, dabei die Arme strecken und mit dem Oberkörper eine gerade Linie bilden. 5 bis 6 tiefe Atemzüge halten.

Tipp

Der Rücken muss sich lang strecken. Versuchen Sie den Bauch in Richtung der Oberschenkel zu ziehen. Die Beine nur soweit strecken, dass sich der Rücken nicht rundet.

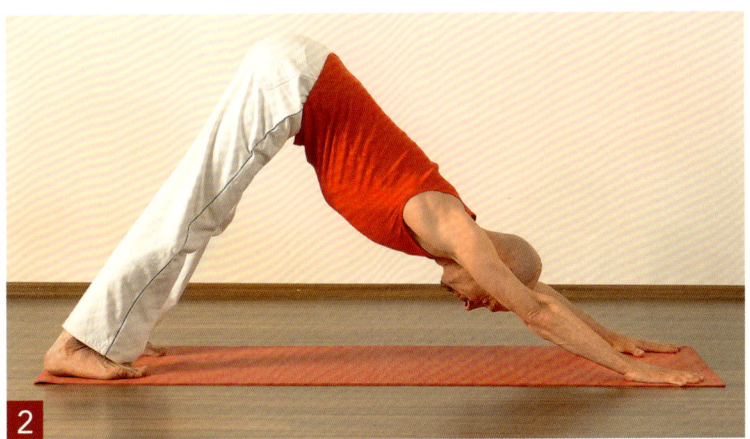

Üben Sie ...

... ohne Schwung! Heben Sie Bein, Arm, Kopf und Brustkorb langsam und kontrolliert. Bei unangenehmem Druck im unteren Rücken üben Sie einfach ohne Bein-heben.

Halbe Heuschrecke

Die halbe Heuschrecke, *Ardha Shalabhasana* genannt, kräftigt fast den kompletten Rücken. In der Variation mit einem nach vorne gestreckten Arm kräftigen Sie zusätzlich intensiv die Schulter-Nacken-Muskulatur. Üben Sie diese Haltung aber nur dann, wenn Sie den entsprechenden Arm ohne Probleme nach vorne ausstrecken können. Ist dies nicht der Fall, verzichten Sie einfach auf diese Übung.

1 Sie liegen auf dem Bauch, die Stirn ist abgelegt und der rechte Arm nach vorne auf dem Boden ausgestreckt. Legen Sie die linke Hand mit dem Handrücken auf der Lendenwirbelsäule ab. Mit dem Einatmen heben Sie das linke, fest gestreckte Bein, den Kopf, den Brustkorb und den rechten Arm. Legen Sie den Kopf nicht in den Nacken, der Blick ist nach unten zum Boden gerichtet, das Kinn sanft eingezogen. Versuchen Sie, diese Haltung einige tiefe Atemzüge lang zu halten. Anschließend auflösen und nach einer kleinen Pause die andere Seite üben. Nach beiden Durchgängen eignet sich die Übung »Kindeshaltung« auf Seite 29 gut zum Nachspüren.

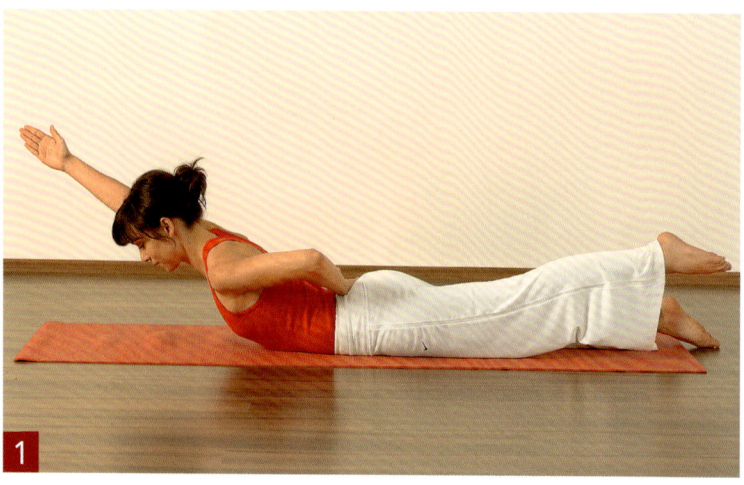

1

Vorbeuge im Sitzen

Die Vorbeuge im Sitzen, *Pashchimottanasana*, kann auf unterschiedliche Weise ausgeführt werden. Wir haben diese Haltung
so angepasst, dass der Rücken über seine ganze Länge gestreckt
wird. Auf diese Weise erreichen wir eine intensive Kräftigung der
Rückenstrecker. Durch die zusätzliche Integration der Arme wird
insbesondere auch der obere Rücken geschult und, was sehr
wichtig ist, der Brustkorb weit gehalten.

2 Sitzen Sie, leicht erhöht durch ein festes Meditationskissen,
mit leicht angewinkelten und etwas geöffneten Beinen aufrecht.
Ziehen Sie die Fußrücken
aktiv zu den Schienbeinen.
Heben Sie die Arme seitlich
und winkeln Sie sie ab. Die
Oberarme sind parallel zum
Boden, die Hände zeigen
nach oben und sind in Richtung Ohren gedreht. Lassen
Sie den Nacken entspannt.
Mit dem Einatmen heben
Sie aktiv das Brustbein, mit
dem Ausatmen beugen Sie
sich, in der Hüfte beginnend,
mit geradem Rücken 30 bis
45 Grad nach vorne. Verlängern Sie mit jedem Einatmen
die Wirbelsäule, halten Sie
den Nacken lang. Jedes Ausatmen weitet den Brustkorb
zu den Seiten hin. Halten
Sie diese Position etwa
5 bis 6 tiefe ruhige Atemzüge bzw. 20 Sekunden.

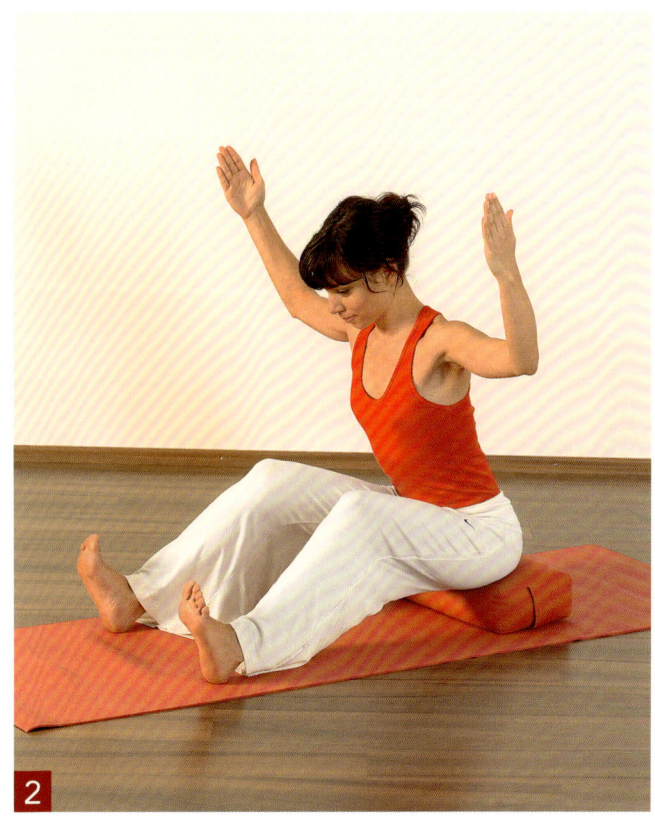

Tipp

Vermeiden Sie die Bildung eines übertriebenen Hohlkreuzes im unteren Rücken, indem Sie das Becken aktiv aufrichten, bzw. das Schambein bewusst in Richtung Bauchnabel bewegen.

Heldenhaltung

Unsere Variation der Heldenhaltung, häufig auch Krieger genannt – im Yoga heißt sie *Virabhadrasana* –, kräftigt die Muskulatur des oberen Rückens und weitet den Brustkorb. Die Übung ist gut geeignet bei Rundrücken und den daraus entstehenden körperlichen Problemen wie verkürzte Brustmuskulatur oder flacher Atem. Ein Bein wird nach hinten gestellt und die Hüftbeuger, die bei sitzenden Tätigkeiten oft verkürzt sind, werden gedehnt – ideal für alle Menschen, die eine überwiegend sitzende Tätigkeit ausüben.

1 Stehen Sie aufrecht und machen Sie einen etwa beinlangen Schritt nach vorne. Die Füße sind hüftbreit auseinander, der hintere Fuß leicht ausgedreht, der vordere gerade und beide sind vollflächig und fest mit der Erde verankert. Beugen Sie das vordere Bein soweit, bis das Knie genau senkrecht über der Ferse steht. Verzahnen Sie dann Ihre Finger hinter dem Rücken und strecken Sie die Arme fest durch. Ziehen Sie gleichzeitig die Schultern nach hinten, sodass sich die Schulterblätter einander nähern. Spüren Sie die entstehende Weite im Brustkorb, indem Sie das Brustbein nach oben wachsen lassen. 20 Sekunden halten und nach einer kurzen Pause die andere Seite üben.

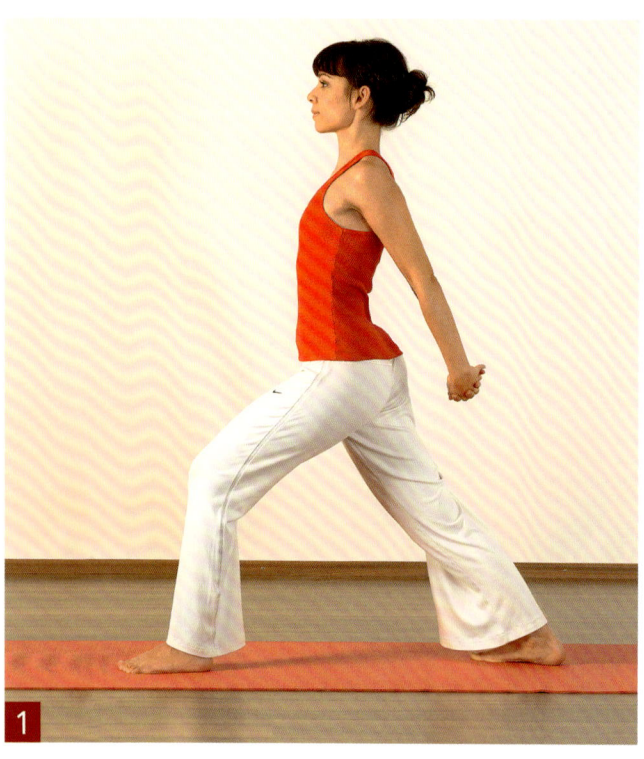

1

Flankenstreckung

Diese Übung wird in der Sprache des Yoga *Parshvottanasana* genannt. Für unsere Zwecke üben wir sie als »halbe« Flankenstreckung und mit langem, gehaltenem Rücken. Nehmen Sie diese Haltung nur dann ein, wenn Sie im unteren Rücken keine Beschwerden haben und schon etwas länger Yoga üben. Einsteiger oder Personen mit Lendenwirbelsäulenproblemen sollten diese Übung nicht durchführen.

2 Machen Sie aus dem Stand heraus mit dem linken Bein einen langen Schritt nach vorne. Der rechte Fuß ist leicht ausgedreht, der linke zeigt geradlinig nach vorne. Schultergürtel und Beckenknochen sind parallel nach vorne ausgerichtet. Verbinden Sie die Füße bewusst mit der Erde und halten Sie beide Beine aktiv gestreckt (Oberschenkelmuskeln sind angespannt). Legen Sie den linken Handrücken entspannt auf den unteren Rücken.
Beim Einatmen heben Sie den rechten Arm gestreckt nach oben. Beim Ausatmen schieben Sie das Gesäß nach hinten und beugen den Oberkörper aus der Hüfte heraus weit nach vorne. Halten Sie den Kopf in Verlängerung des Rückens. Das rechte Schulterblatt sanft in Richtung rechte Hosentasche ziehen. Etwa 20 Sekunden halten und nach einer kurzen Pause im Stehen die andere Seite üben.

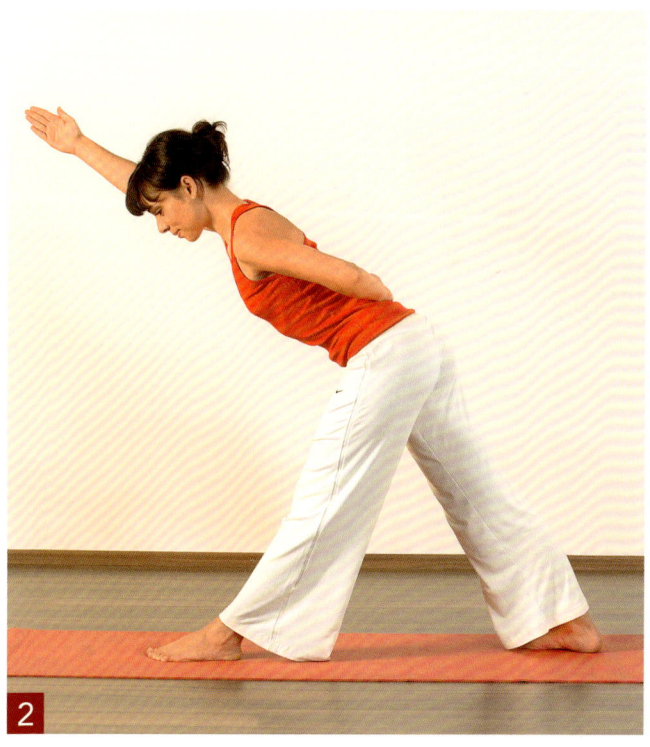

Tipp

Bleiben Sie fest mit der hinteren Ferse am Boden haften und halten Sie beide Schultern gleichmäßig auf einer Höhe.

Schmerzt die Schulter, dann üben Sie diese Haltung mit der Armposition der »Heldenhaltung« auf Seite 68.

Ruhe tanken

Den letzten Abschnitt einer Übungsroutine im Yoga sollten im Idealfall Umkehr-, Atem- und Entspannungsübungen bilden. Durch das konzentrierte und in sich kehrende Üben der Asanas ist der Körper-Geist-Komplex bestens darauf vorbereitet. Man ist ruhig, hat den Alltagsstress beiseite gelegt und verspannte Strukturen haben sich etwas gelöst.

Die regelmäßige Praxis von Pranayama verringert die Blockaden, die uns an einer klaren Wahrnehmung hindern. (Yoga-Sutra)

Die Atemübungen, *Pranayama* genannt, und die Entspannung, der sogenannte Yogaschlaf, *Yoga Nidra*, gelingen am besten, wenn Sie bereits etwas zur Ruhe gekommen sind. Den Nutzen des bewussten Atems haben die alten Yoga-Meister schon vor Tausenden von Jahren erkannt und eine Reihe von verschiedenen Techniken in ihr Yoga-System integriert. Sie waren davon überzeugt, dass wir mit der Atmung nicht nur Sauerstoff in jede Körperzelle transportieren, sondern auch Lebensenergie (Prana) aufnehmen. Zumindest die Sache mit dem Sauerstoff ist heute wissenschaftlich belegt. Ebenso ist bewiesen, dass bewusstes Atmen Stress abbaut, den Stoffwechsel verbessert, die Vitalität steigert, das Immunsystem stärkt und Verspannungen beseitigt.

Der Weg vom Tun zum Geschehenlassen

Die Entspannungsübungen, die wir Ihnen nachfolgend vorstellen, haben zwei Funktionen: Sie helfen dabei, den Wirkungen der Haltungen aus dem Übungsprogramm nachzuspüren und diese positiv zu erfahren. Außerdem sind sie eine ideale Gelegenheit, absichtlich nichts zu tun – einfach nur da zu sein. Dies ist es, was im Yoga auch als »innerer Weg« bezeichnet wird. Die Krönung des inneren Weges ist die Meditation. Wir lassen uns fallen, lösen uns von auferlegtem Leistungsdruck, legen Ehrgeiz und Perfektionismus für eine Weile auf die Seite. Die materiellen Dinge dieser Welt verlieren an Bedeutung – so ist es ursprünglich gedacht.

Umgekehrter See

Zu einer kompletten Yogaübungseinheit gehört immer auch eine
dazu passende Umkehrhaltung. Im Rahmen der Übungen für den
Schulter-Nacken-Bereich ist diese »passive« Umkehrhaltung –
eine Mischung aus Umkehr- und Entspannungshaltung – eine
Wohltat für die beanspruchten Körperregionen und ein guter
Übergang zu weiteren entspannenden Übungen. Die Beine werden entlastet, das venöse System und der Lymphfluss werden
positiv beeinflusst und der gesamte Rücken, der Nacken und die
Schultern können sich erholen. Eine wunderbare Möglichkeit,
das Getane wirken zu lassen und ihm nachzuspüren.

1 Legen Sie sich an eine Wand. Das Becken ist durch eine
gefaltete Decke leicht erhöht, das Gesäß berührt die Mauer.
Die Beine sind nach oben gestreckt. Kopf, Nacken und Schultern
liegen auf dem Boden, die Arme sind entspannt auf der Seite, die
Handflächen zeigen nach
oben. Halten Sie den Kopf
gerade und schließen Sie die
Augen.
Lösen Sie alle Anspannungen
im Körper, lassen Sie Ihre
Gedanken vorüberziehen,
genießen Sie und kommen
Sie zur Ruhe.
Sie können bis zu 5 Minuten
in dieser Position verweilen.
Danach über die Seite ab-
rollen und langsam nach
oben zum Sitzen kommen.
Im Anschluss daran können
Sie eine oder mehrere der
folgenden Atemübungen
machen.

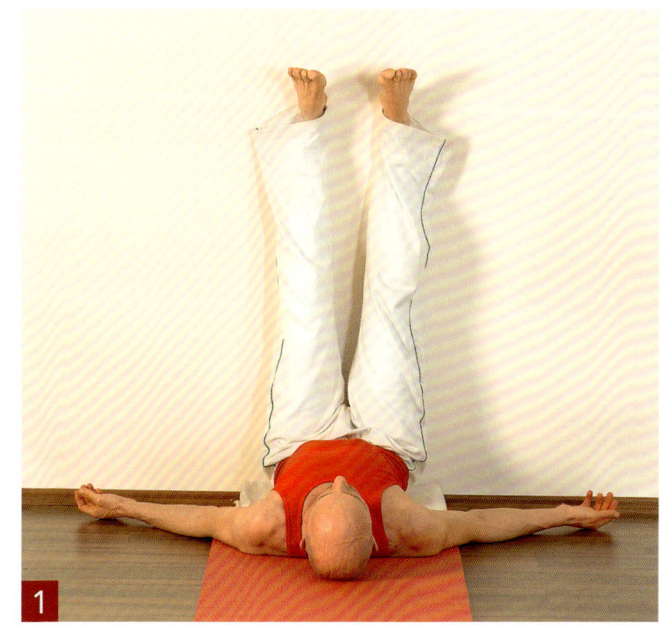

Tipp

Wenn die Schultern bei nach oben ge- drehten Händen schmerzen, dann drehen Sie die Hände nach unten bzw. lassen Sie sie locker in eine andere Position »fallen«.

Rücken-Relax

Diese, dem Rücken zuliebe modifizierte Entspannungshaltung mit dem Namen *Shavasana (Totenstellung)*, eignet sich für alle Menschen, die dauerhaft oder nur hin und wieder mit dem Rücken, insbesondere mit dem unteren, Probleme haben. Durch die Entspannung des ganzen Oberkörpers und das Hochlagern der Beine ist sie besonders für Menschen geeignet, die täglich lange sitzen oder stehen müssen.

1 Legen Sie sich auf den Rücken. Die Beine angewinkelt und vollkommen entspannt auf einem Stuhl ablegen. Die Arme ruhen neben dem Rumpf, die Handflächen sind nach oben gerichtet. Erhöhen Sie den Kopf mit einer Decke, wenn Ihnen dies ange- nehmer ist.
Atmen Sie ruhig und weich. Stellen Sie sich vor, wie Ihr Rücken bei jedem Ausatmen mehr und mehr im Boden versinkt. Lassen Sie alle Anspannung des Schulter-Nacken-Bereiches in den Bo- den abfließen. Konzentrieren Sie sich mit jedem Atemzug aufs Neue. Nach etwa 10 Minuten zur Seite rollen, dort einige Atem- züge weiterruhen und erst dann langsam aufsetzen.

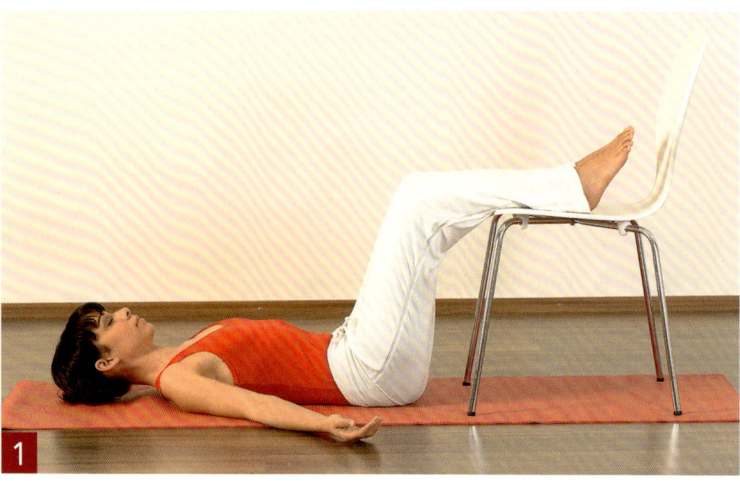

Heilsame Tennisbälle

Mit zwei Tennisbällen unter dem Hinterkopf werden Sie schon bald eine wohlig entspannende Wirkung spüren. Die Bälle stellen eine Art punktuelle Druckmassage dar. Zugegeben, dies kann zu Beginn etwas schmerzen, aber wenn man es schafft, sich zu lösen und in die Bälle hineinzusinken, ist es eine sehr wirksame Methode, um hartnäckige Verspannungen der oberen Nackenmuskeln am Ansatz des Hinterhauptes zu lösen. Stopfen Sie die beiden Tennisbälle dafür so in eine Socke, dass sie fest zusammenhalten.

2 In Rückenlage stellen Sie beide Beine etwas mehr als schulterbreit auf. Drehen Sie die Fersen nach außen und lassen Sie die Knie aneinandergelehnt. Legen Sie die Tennisbälle unter Ihren Hinterkopf und zwar so, dass ein Ball unter dem rechten und der andere unter dem linken Hinterkopf auf den obersten Nackenmuskeln liegt. Ihr Gesicht soll parallel zur Zimmerdecke sein, also nicht nach oben oder unten wegkippen. Arme locker an der Seite liegen lassen und die Innenflächen der Hände nach oben drehen. Wenn Sie die Bälle richtig platziert haben, schließen Sie die Augen und entspannen Sie die Stirn, die Wangen, den Mund und den Kiefer. Stellen Sie sich vor, wie der Kopf mit jedem Ausatmen langsam wie Butter in die Bälle hineinschmilzt. Die Muskeln werden immer weicher, alle Spannung fließt in den Boden ab. Der Atem ist ruhig und gelassen.

Etwa 10 Minuten liegen bleiben, dann die Bälle entfernen und nochmals 2–3 Minuten im Liegen nachspüren. Anschließend über die Seite nach oben zum Sitzen kommen.

> **Tipp**
>
> Legen Sie die Bälle nicht auf den Knochen des Hinterkopfes, sondern auf die Ansätze der Muskeln. Verschieben Sie die Bälle Millimeter für Millimeter, bis Sie die optimale Lage gefunden haben.

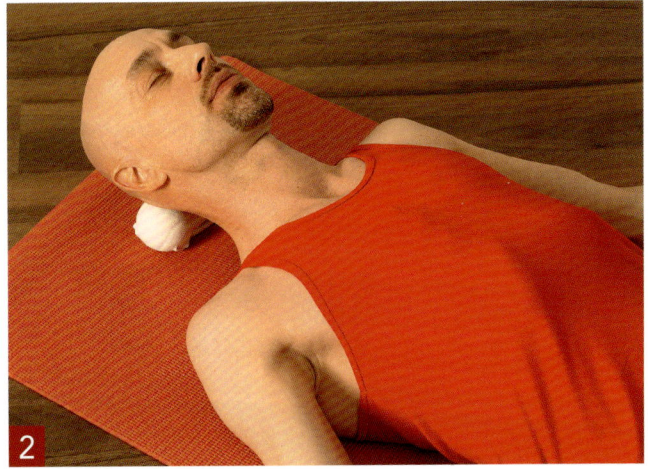

Die Pause des Kutschers

Diese Kurzentspannung im sogenannten Kutschersitz dehnt den Rücken sanft und entlastet den Nacken. Sie eignet sich gut für zwischendurch und zwar am besten dann, wenn man einen gedanklichen »Hänger« hat oder das Bedürfnis verspürt, sich für einige Minuten von der Umwelt zurückzuziehen. Da die Übung im Sitzen durchgeführt wird, kann man sie auch als Pausen-Quickie für unterwegs oder im Büro betrachten.

1 Setzen Sie sich auf eine leichte Erhöhung, stellen Sie die Beine etwa hüft- bis schulterbreit auf. Umfangen Sie die Beine mit beiden Armen und lassen Sie die Stirn zu den Knien sinken. Bleiben Sie einige Atemzüge bis zu mehreren Minuten in dieser Entspannungshaltung sitzen. Lassen Sie Ihren Atem in den Rücken fließen und sich dort wohlig ausbreiten. Beobachten Sie das Kommen und Gehen der Atemzüge, ohne den Rhythmus beeinflussen zu wollen. Anschließend langsam aufrichten, die Augen öffnen, einen kurzen Moment warten und mit neuer Frische das Tagwerk fortsetzen.

> **Tipp**
>
> Sie sollten bequem sitzen. Probieren Sie unterschiedliche Sitzhöhen und Beinstellungen, bis Sie eine für Sie angenehme Position gefunden haben.

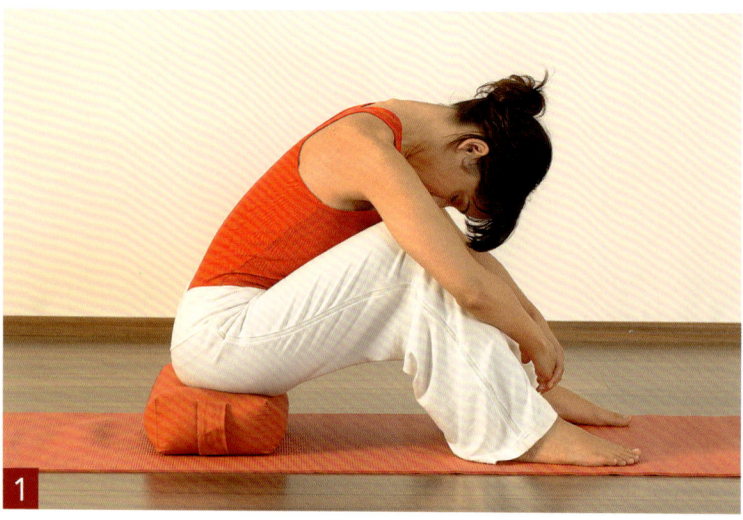

Bauchatmung

Richtiges Atmen ist Voraussetzung für einen stabilen Gesund-
heitszustand und allgemeines Wohlbefinden. *Bewusstes* Atmen ist
Voraussetzung für *richtiges* Atmen – deshalb möchten wir Ihnen
eine Atemübung vorstellen, welche die alltägliche flache Atmung
zu neuer Fülle und Tiefe erweckt.

2 Sitzen Sie bequem am Boden oder auf einem Stuhl. Die
rechte Hand liegt auf dem Bauch, die linke auf dem Brustkorb.
Schließen Sie die Augen. Lassen Sie zu Beginn 1 bis 2 Minuten
Ihren Atem durch die Nase kommen und gehen, greifen Sie nicht
ein, verändern Sie nichts, steuern Sie nichts. »Machen« Sie nicht
Ihren Atem, sondern lassen Sie ihn machen. Das wird zu Beginn
nicht ganz einfach sein, denn man behält gerne die Kontrolle
über das, worauf man sich
konzentriert. Vertrauen Sie
einfach Ihrem Körper.
Dann lenken Sie den kom-
menden Atem nach unten in
den Bauch, sodass sich dieser
beim Einatmen etwas vor-
wölbt und beim Ausatmen
entspannt. Fühlen Sie diese
sanfte Bewegung mit der
rechten Hand. Ändern Sie
nicht die Geschwindigkeit
Ihres Atems, sondern neh-
men Sie nur Einfluss auf seine
Richtung. Atmen Sie so einige
Minuten und entspannen Sie
dabei Schultern und Nacken
vollkommen. Anschließend
Kopf senken, Augen öffnen
und die Übung beenden.

Tipp

Bleiben Sie ruhig
und gelassen, er-
zwingen Sie nichts!
Überlassen Sie den
Atem sich selbst.
Fortgeschrittene
lassen den Atem bis
in den Beckenraum
fließen und spüren,
wie er sich dort
ebenfalls ausbreitet
und sich wohlfühlt.
Probieren Sie diese
Übung gerne auch
im Liegen.

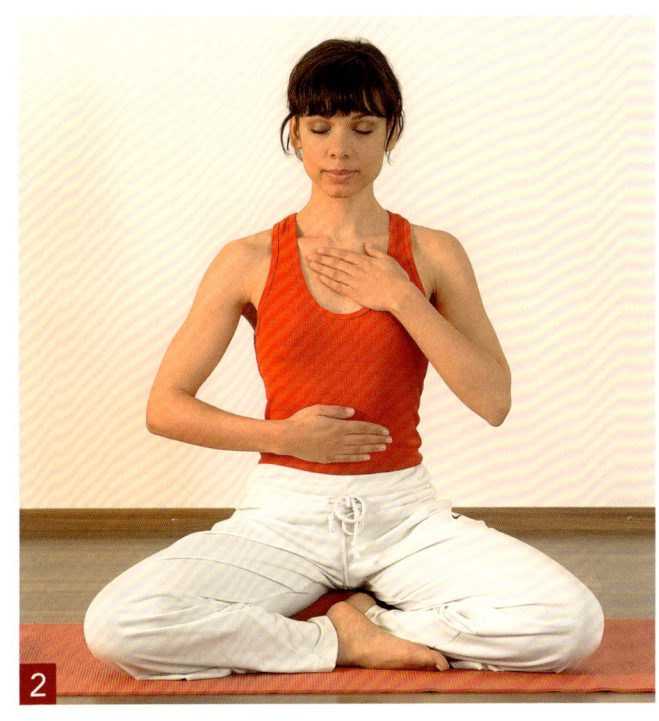

Vokalatmung

Wenn wir bei den Atemübungen die Stimme miteinbeziehen, verwenden wir verschiedene Resonanzräume im Körper und können eine noch tiefere Erfahrungsebene erreichen. Vokale sind dafür gut geeignet, denn sie sind Klangträger, bei denen die Luft besonders strömungsfrei abgegeben wird. Bei den sogenannten Vokalatmungen geht es nicht um »schönes Singen«. Die Klänge sind vielmehr ein Mittel, um die Atemräume wach zu machen, das Körperbewusstsein zu erhöhen und zu fühlen, was die verschiedenen Klänge bei uns auslösen. Die hier vorgestellte Übung verbindet den Vokal »a« mit dem Halbvokal »j«. Sie lockert zusätzlich den ganzen Kiefergelenkbereich, der häufig viel zu spannungsreich ist und dadurch auch Auslöser für Beschwerden im Nacken sein kann.

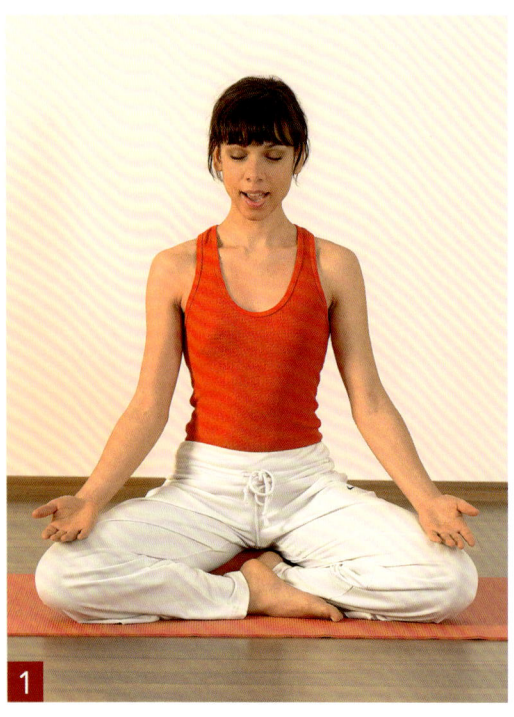

1 Sitzen Sie bequem und aufrecht. Strecken und dehnen Sie sich vorher richtig lang nach oben und gähnen Sie einmal herzhaft und ausgiebig. Schließen Sie dann die Augen und lassen Sie Ihren Atem 1 bis 2 Minuten kommen und gehen ohne einzugreifen. Atmen Sie anschließend bewusst durch die Nase ein. Mit dem Ausatmen tönen Sie auf »ja-ja-ja-jaaaa«, bis alle Luft Ihre Lungen durch den Mund verlassen hat. Versuchen Sie, Lippen, Zunge und Kiefer so locker wie möglich zu halten und die Luft nicht herauszupressen. Je tiefer und entspannter Ihre Stimme ist, desto mehr Vibration werden Sie im Oberkörper wahrnehmen und desto besser kann sich das Kiefergelenk lösen. Etwa 10 Atemzüge wiederholen.

Schulter-Relax-Meditation

Die Meditation ist ein wichtiger Bestandteil beim Hatha-Yoga. Sie stellt – vereinfacht ausgedrückt – den geistigen Teil des Übungsweges dar. In der Meditation müssen wir sozusagen absolut versinken – in uns selbst, in ein Objekt, in ein Gefühl, in einen Gedanken, in unseren Atem oder in ein Wort bzw. in einen heiligen Vers, den wir immer wieder laut oder in Gedanken wiederholen.

In der Schulter-Relax-Meditation sind wir »verschwenderisch« mit unseren Gedanken für weiche, sinkende, sich auflösende Schultern. Und sonst nichts. Wir denken, wir fühlen, wir spüren unsere sich immer mehr entspannenden Schultern. Mehr braucht es nicht. Doch probieren Sie selbst, wie schwer es sein kann, die absolute Konzentration auf eine Sache zu bewahren. Merken Sie jedes Mal, wenn Ihre Gedanken versuchen abzuschweifen. Holen Sie sich immer wieder zurück zu Ihren Schultern. Seien Sie sich nicht böse, wenn dies nicht auf Anhieb klappt, üben Sie konsequent jeden Tag einige Minuten. Meditation ist Erfahrungs- und vor allem auch Lernsache.

2 Sitzen Sie aufrecht auf einem festen Kissen oder einem Stuhl. Legen Sie je ein Sandsäckchen (oder eine mit Reis gefüllte kleine Tüte) auf beide Schultern. Die Arme sind weich und liegen bequem. Schließen Sie die Augen und entspannen Sie das Gesicht.

Atmen Sie ruhig und lassen Sie jedes Ausatmen über Ihre Schultern und weiter nach hinten über Ihre Schulterblätter den Rücken hinab wie einen weichen, warmen Sommerregen fließen.

Üben Sie ...

... konzentrierter mit Hilfe Ihrer mentalen Vorstellungskraft. Denken Sie sich zum Beispiel mit jedem Ausatmen ein inspirierendes Wort, das über Ihre Schultern fließt und der Entspannung des Nackens dienlich ist. Wie wäre es mit »Ruhe«, »Wärme« oder einfach »Entspannung«?

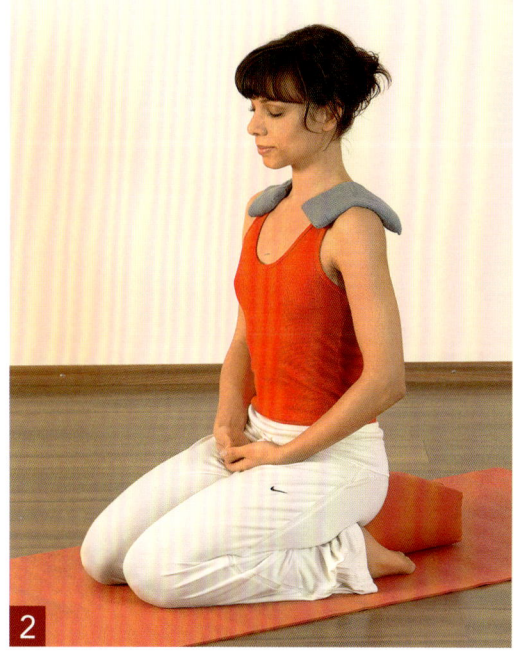

2

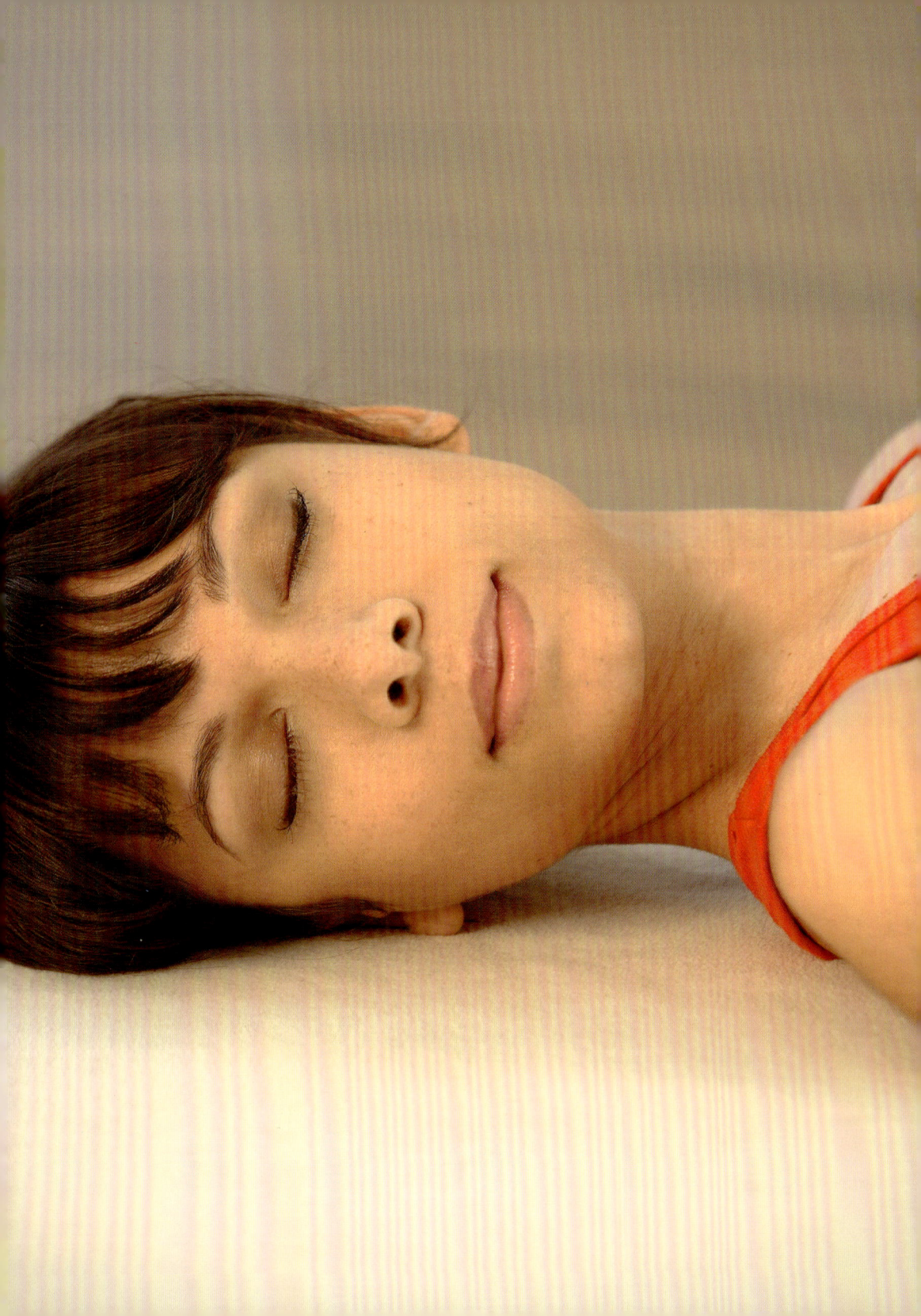

Yoga komplett

Wer regelmäßig die Körperübungen des Yoga praktiziert, erfährt die wundervollen Wirkungen am eigenen Leibe. Individuell abgestimmt erhöht sich das Wohlbefinden, was nicht nur Sie selbst, sondern auch Ihre Mitmenschen wahrnehmen werden. Einige Hinweise und Vorschläge für Ihr eigenes Übungsprogramm werden Ihnen dabei helfen, dass die Praxis des Yoga zu einem festen und positiven Ereignis Ihres Alltags wird.

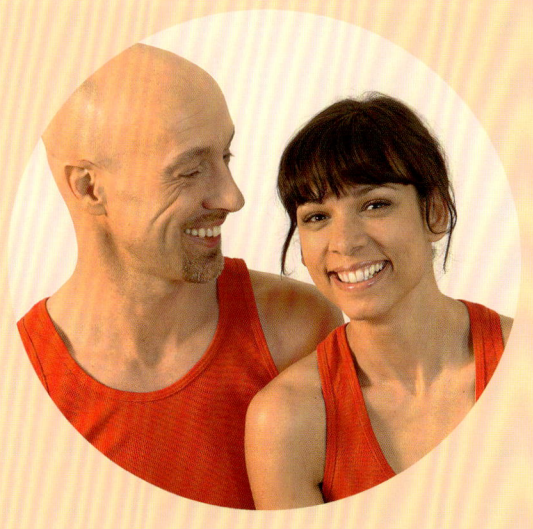

Wie übe ich richtig?

Im umfangreichen Übungskatalog des zweiten Kapitels haben Sie viele verschiedene Übungen kennengelernt und vielleicht bereits die eine oder andere ausprobiert. Nun heißt es regelmäßig üben, damit die Yogapraxis auch ihre positive Wirkung zeigt. Doch für welche Übungen sollen Sie sich entscheiden?

Nur eine Übung zwischendurch

Das ist durchaus möglich! Sicher gibt es Übungen, die Ihnen besser gefallen oder liegen werden und solche, die Ihnen schwerer fallen. Die Übungen, die Ihnen schwerer fallen, müssen jedoch nicht gleichzeitig Übungen sein, die Ihnen nicht gut tun. Manchmal ist sogar das Gegenteil der Fall.

Wer wenig Zeit hat oder spontan im Alltag ein oder zwei Übungen durchführen will, quasi als Yoga-Quickie, sollte sich dennoch für solche entscheiden, bei denen er ein gutes Gefühl hat, die ihm also Spaß machen. Lieber machen Sie ein oder zwei »Lieblingsübungen« jeden Tag, als nur alle zwei Wochen ein »Pflichtprogramm«, um das Gewissen zu beruhigen. Da es wichtig ist, regelmäßig zu üben, sollten Sie lieber weniger Übungen machen, diese aber kontinuierlich, als viele Übungen nur alle drei oder vier Wochen.

Das Individualprogramm

Sie können sich aber auch selbst ein komplettes Übungsprogramm zusammenstellen. Überlegen Sie sich, wo und wann Sie regelmäßig üben wollen oder können. Im Hinblick darauf und Ihrem gesundheitlichen Wunsch entsprechend, wählen Sie dann die Übungen aus. Legen Sie Ihre Übungstage fest und notieren Sie diese als feste Termine in Ihren Kalender. Zweimal pro Woche sollte es mindestens sein.

Zu Hause kann eine individuelle Übungsroutine sicher länger dauern und mehr Bodenübungen beinhalten als ein Programm, das Sie sich für eine Mittagspause in der Woche im Büro zusammenstellen. Dafür sind vielleicht Übungen, die man leicht mit oder auf einem Stuhl durchführen kann, geeigneter. Suchen Sie sich (je nach Situation) nicht zu viele Übungen heraus, damit Sie nicht durch das Programm hetzen müssen. An dieser Stelle möchten wir Ihnen noch einmal die Übungshinweise auf Seite 22 ins Gedächtnis rufen.

Aus jeder der fünf Phasen, die wir Ihnen auf den Seiten 26 und 27 vorgestellt haben, sollte mindestens eine Übung dabei sein. Beginnen Sie also mit einer kurzen Einstimmung und beenden Sie das Üben mit einer kurzen Entspannung. Dazwischen wird das Asanaprogramm platziert. Genauso wie bei Ihrer »Lieblingsübung« wählen Sie auch hier insgesamt Übungen, die Ihnen ein gutes Gefühl vermitteln.

Übrigens, dieses gute Gefühl sollten Sie haben
• beim *unmittelbaren* Üben,
• nach einem Übungsprogramm und auch noch
• am nächsten Tag.

Das Fertigprogramm

Sie können aber auch auf fertig zusammengestellte Übungsprogramme zurückgreifen, die wir Ihnen auf den nachfolgenden Seiten vorstellen. Jedes Programm hat einen bestimmten Schwerpunkt. Vielleicht ist ja etwas für Sie dabei? Sie sollten sich zunächst die entsprechenden Übungen im Einzelnen ansehen und ausprobieren. Haben Sie keine Scheu, die eine oder andere Übung aus einem Fertigprogramm wegzulassen oder durch eine für Sie geeignetere zu ersetzen.

Jede Übungsroutine, die wir Ihnen anbieten, dauert 20 bis 30 Minuten. Wenn Sie mehr Zeit haben, dehnen Sie einfach den Einstimmungs-, den Atmungs- oder den Entspannungsteil nach Belieben aus.

Programm 1: Entspannter Nacken

Mit diesem Übungspro-
gramm kümmern Sie sich
ganz speziell um Ihren
Nackenbereich.

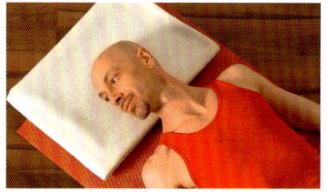

Nacken-Relax, S. 39

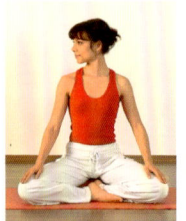

*Kopfarbeit I Übung 1,
S. 40*

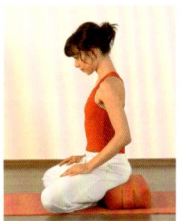

*Kopfarbeit I Übung 2,
S. 40*

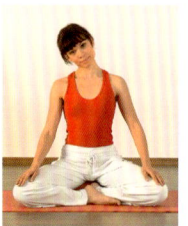

*Kopfarbeit I Übung 3,
S. 40*

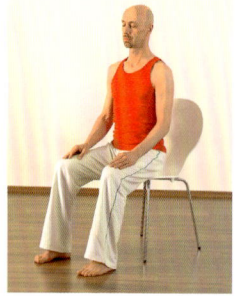

*Der Luftballon,
S. 34*

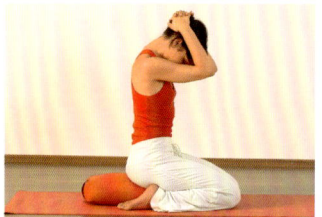

Nackendehnung Übung 1, S. 49

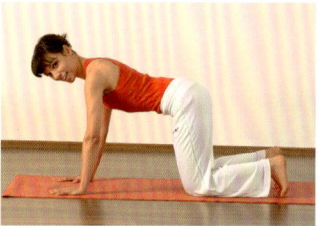

Vierfüßler I, S. 56

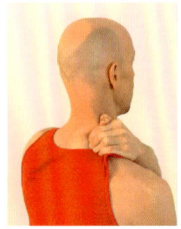

Nackenmassage, S. 90

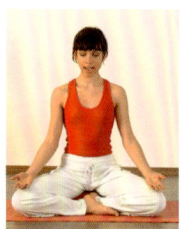

Vokalatmung, S. 76

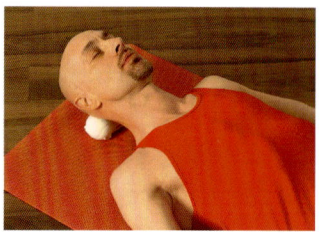

Heilsame Tennisbälle, S. 73

Programm 2: Entspannte Schulter

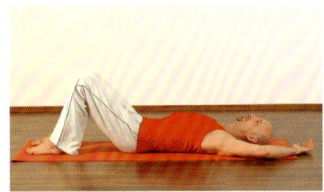

Armbögen Übung 1, S. 42

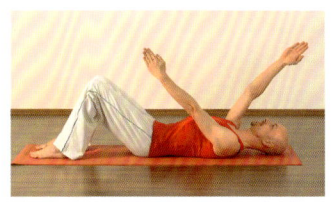

Armbögen Übung 2, S. 42

Dieses Übungsprogramm ist eine Wohltat für ange-strengte Schultern.

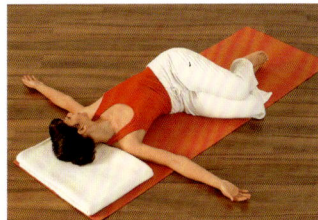

Die Spirale,
S. 44

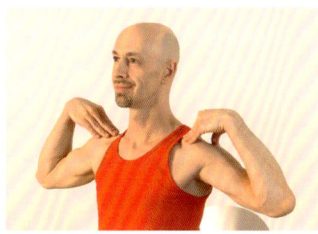

Gespräch mit der Schulter
Übung 1, S. 35

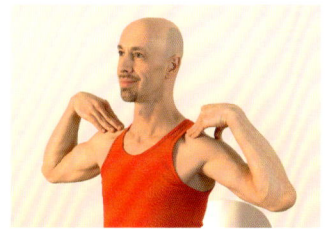

Gespräch mit der Schulter
Übung 2, S. 35

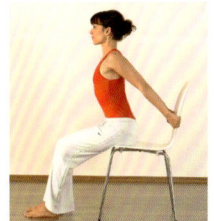

Brustdehnung, S. 53

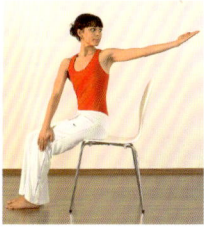

Schraubensitz, S. 52

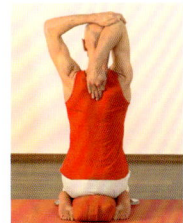

Kuhkopf, S. 47

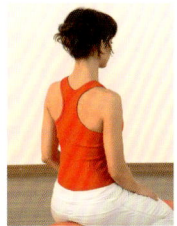

Der weitende Atem, S. 37

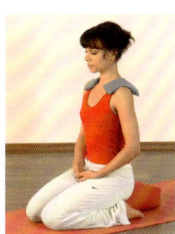

Schulter-Relax-Meditation, S. 77

Programm 3: Kraft aufbauen

Mit diesem Kraftprogramm stabilisieren Sie
Ihre Rumpfmuskeln und sorgen für einen
starken Schulter-Nacken-Bereich.

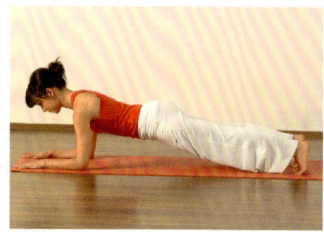

Das Brett, S. 60

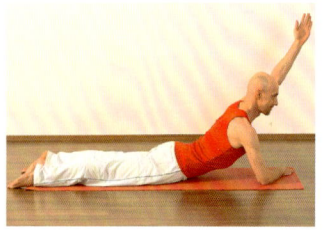

Kobra II, S. 59

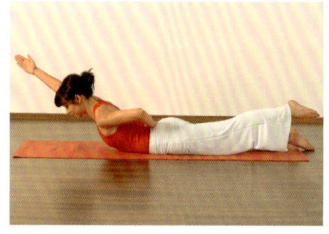

Halbe Heuschrecke, S. 66

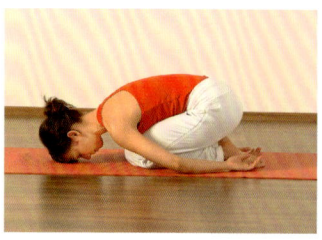

Die Kindeshaltung, S. 29

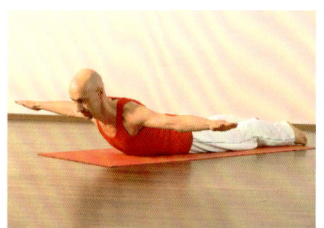

Kobra III, S. 59

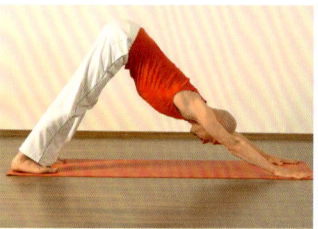

Der große Hund, S. 65

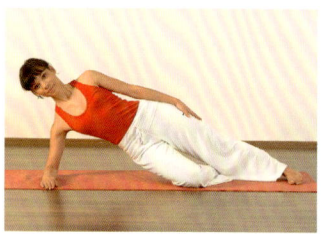

Halber Seitstütz, S. 61

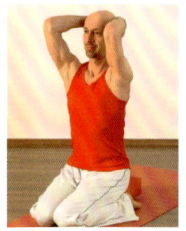

Den Himmel heben, S. 63

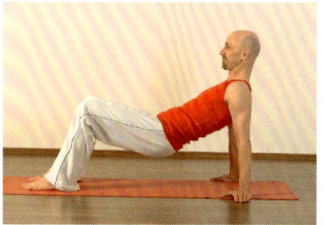

Der Tisch, S. 62

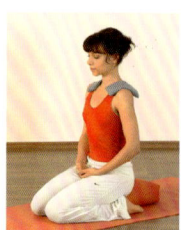

Schulter-Relax-Meditation, S. 77

Programm 4: Mehr Ruhe

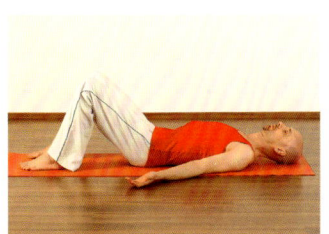

Wenn Sie merken, dass Stress und Hektik auf Ihren Schultern lasten, probieren Sie dieses Programm. Sehr gut für den Abend geeignet.

Auflagepunkte spüren, S. 31

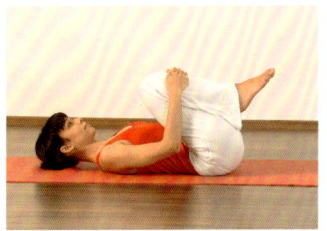

Knie an die Brust, S. 29

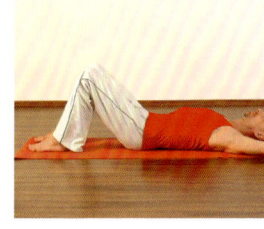

Armbögen Übung 1, S. 42

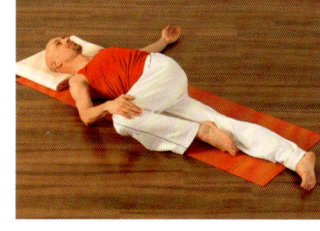

Bauchdrehung, S. 51

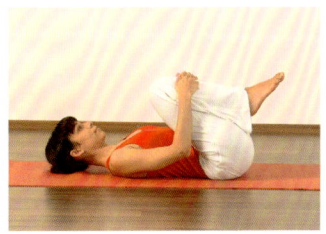

Knie an die Brust, S. 29

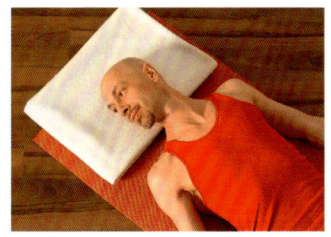

Nacken-Relax, S. 39

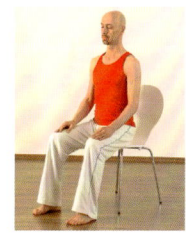

Der Luftballon, S. 34

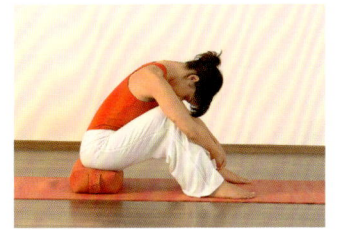

Die Pause des Kutschers, S. 74

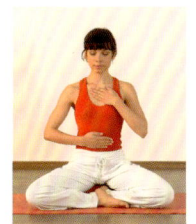

Bauchatmung, S. 75

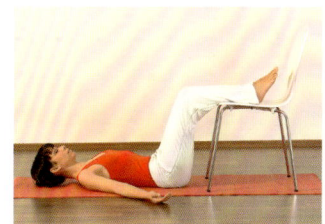

Rücken-Relax, S. 72

Programm 5: Kompakt I

Von allem etwas – ein umfassendes
Allround-Programm für jeden Anlass.

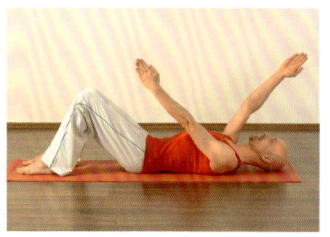

Armbögen Übung 2, S. 42

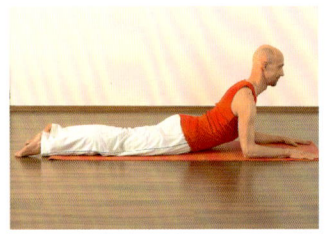

Kobra I, S. 58

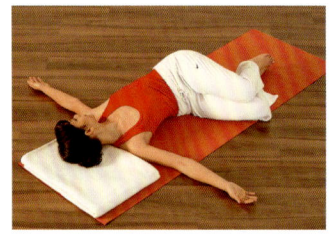

Die Spirale, S. 44

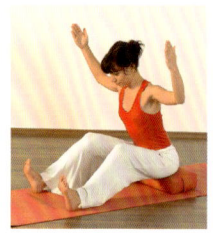

Vorbeuge im Sitzen, S. 67

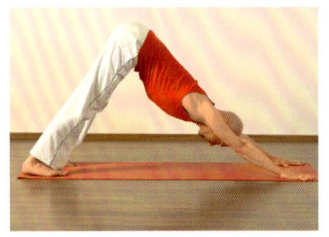

Der große Hund, S. 65

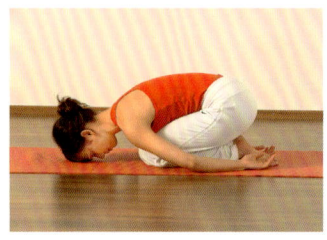

Die Kindeshaltung, S. 29

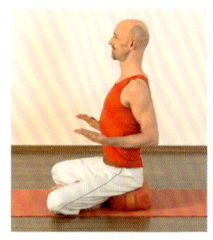

Brustöffner, S. 43

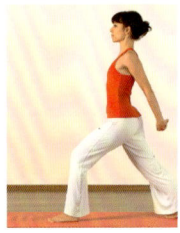

Heldenhaltung, S. 68

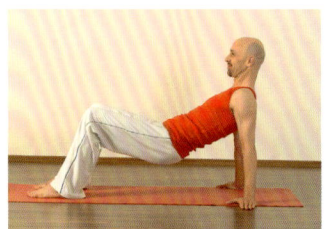

Der Tisch, S. 62

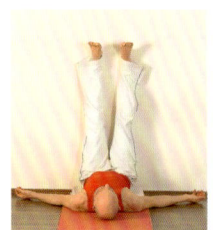

Umgekehrter See, S. 71

Programm 6: Kompakt II

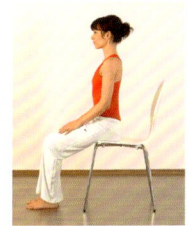

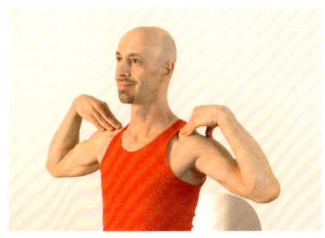

Diese Übungsroutine ist auch gut als Präventiv-programm geeignet.

Die seidenen Fäden, S. 32/33

Gespräch mit der Schulter, S. 35

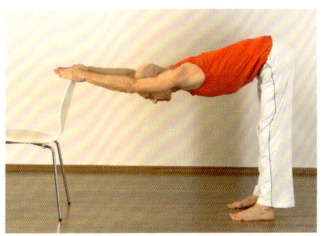

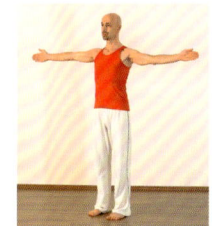

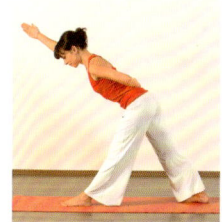

Vorbeuge in der Grätsche, S. 50

Berg mit ausgestreckten Armen, S. 55

Flankenstreckung, S. 69

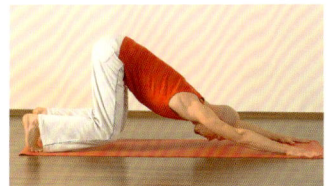

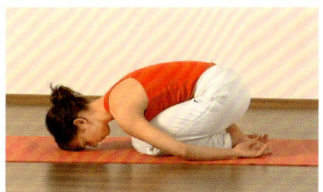

Der kleine Hund, S. 64

Die Kindeshaltung, S. 29

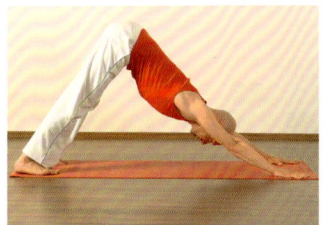

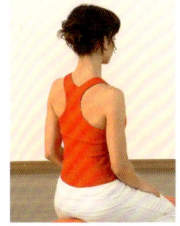

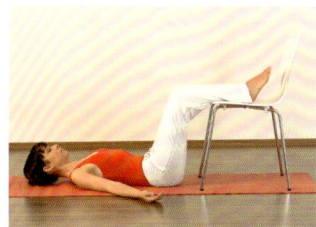

Der große Hund, S. 65

Der weitende Atem, S. 37

Rücken-Relax, S. 72

Was sonst noch guttut

Wie Sie im ersten Kapitel erfahren haben, können Nacken- oder Schulterprobleme, bzw. körperliche Beschwerden allgemein ganz unterschiedlichen Ursprungs sein. In vielen Fällen haben wir es selbst in der Hand, daran etwas zu ändern. Der Yogagedanke verlangt sogar, dass man sich selbst und sein eigenes Leben zuerst unter die Lupe nehmen soll, bevor man für sein Leid (beispielsweise Nackenverspannungen) andere Personen oder äußere Einflüsse verantwortlich macht. Es ist also nicht der Stress in der Arbeit, der Probleme bereitet, sondern die Art und Weise, wie man selbst mit diesem Stress umgeht. Und es ist auch nicht der Lärm der Umwelt, der krank macht, sondern die Frage, wie tief man diesen Lärm in sich eindringen lässt, usw.

Wer weniger erwartet, lebt glücklicher

Aus diesem Grund möchten wir Ihnen noch einige weitere Ideen an die Hand geben. Dahinter steht der Gedanke, Verspannungen nicht gleich mit Pillen vom Arzt zu bekämpfen, sondern sensibel für die eigene Situation, die eigenen Empfindungen und Bedürfnisse zu werden. Für die folgenden Vorschläge sollten Sie sich ebenso wie für die Körperübungen genügend Zeit nehmen und nicht sofort eine Verbesserung erzwingen wollen. Je mehr man erwartet, desto verkrampfter begibt man sich in ein bestimmtes Wunschdenken hinein und desto enttäuschter ist man, wenn sich die Erwartungen nicht erfüllen. Dies zieht wiederum neue geistige und körperliche Verspannungen nach sich. Probieren Sie also ganz »unverspannt« die eine oder andere Sache aus. Wahrnehmung, Sensibilität und Glaube - und nicht Wunschdenken - spielen bei den folgenden Übungen eine wesentliche Rolle. Machen Sie die nachfolgenden Dinge mit Liebe und Hingabe, gerne auch mit Genuss und ein bisschen Spaß!

Wärmekissen

Wer sich einmal ein Wärmekissen auf den verspannten Nackenbereich gelegt hat, der möchte bestimmt nicht mehr darauf verzichten! Bei allen Gelegenheiten, in denen Wärme gut tut, eig-
nen sich mit Kernen gefüllte Kissen besser als die klassische
Wärmflasche. Sie schmiegen sich besser an und ihre Füllungen
können Wärme lang speichern und gleichmäßiger abgeben. Kissen mit kleinen Kernen, etwa Dinkel- oder Traubenkernen, fühlen sich angenehmer an als die herkömmlichen Kirschkernkissen
(Bezugsquelle für Wärmekissen siehe Seite 94).

Betrachten Sie die Ruhezeit, in der das Kissen auf dem verspannten Bereich liegt, als Ihre persönliche kleine Auszeit vom Alltag.
Auch das ist Yoga – bei sich
sein und den Augenblick mit
allen Sinnen genießen. Zehn
bis 15 Minuten genügen.
Spüren Sie die wohltuende
Wirkung auf Körper, Geist
und Seele und senden Sie
symbolisch einen »fried-
lichen« Atem in die entsprechende Körperregion.

1 Erwärmen Sie das Kissen
nach der individuellen Ge-
brauchsanweisung und legen
Sie es auf den Nacken-Schul-
ter-Bereich. Sie können auf
einem Stuhl sitzen oder auf
dem Bauch liegen. Probieren
Sie aus, was Ihnen am ange-
nehmsten ist. Ruhige Musik
kann den Entspannungspro-
zess unterstützen.

Tipp

Wärmeanwendun-
gen sind bei Ver-
spannungen eine
wunderbare Be-
gleittherapie.
Nicht dagegen bei
entzündlichen Pro-
zessen, dann ver-
stärkt Wärme die
Beschwerden!

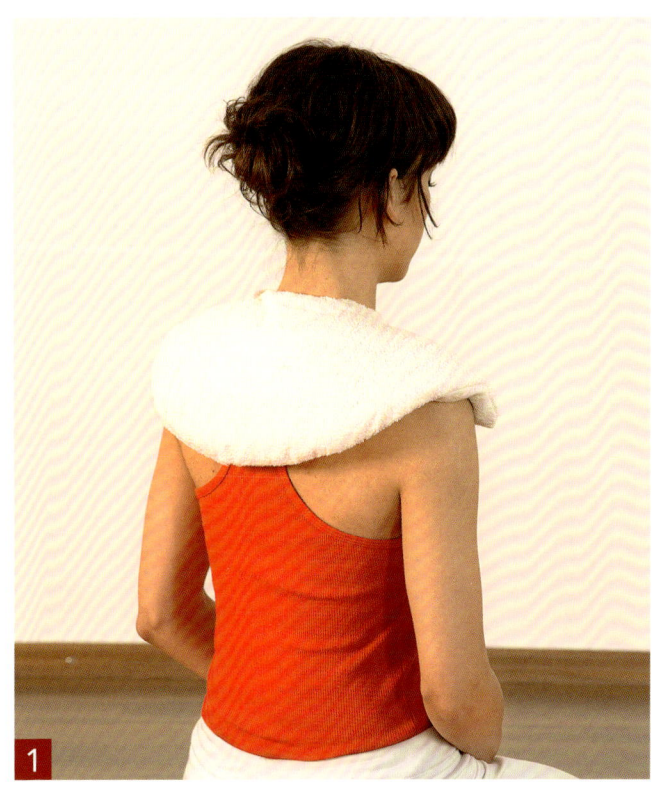

Nackenmassage

Diese Übung eignet sich gut für Verspannungen der seitlichen Nackenmuskulatur, für zwischendurch am Schreibtisch oder als Erste-Hilfe-Maßnahme für unterwegs. Massagen haben allgemein eine entspannende und durchblutungsfördernde Wirkung. Natürlich wäre es angenehmer, wenn Sie jemanden haben, der diese Aufgabe für Sie übernimmt. Aber wenn gerade niemand zur Stelle ist, können Sie sich auch selbst helfen.

1 Sitzen Sie aufrecht auf einem Stuhl. Greifen Sie mit der linken Hand über die rechte Schulter und ertasten Sie den Teil des Trapezmuskels am oberen Rücken, der zum Schultergelenk läuft. Hier sitzen häufige Verspannungen. Finden Sie den Punkt, der

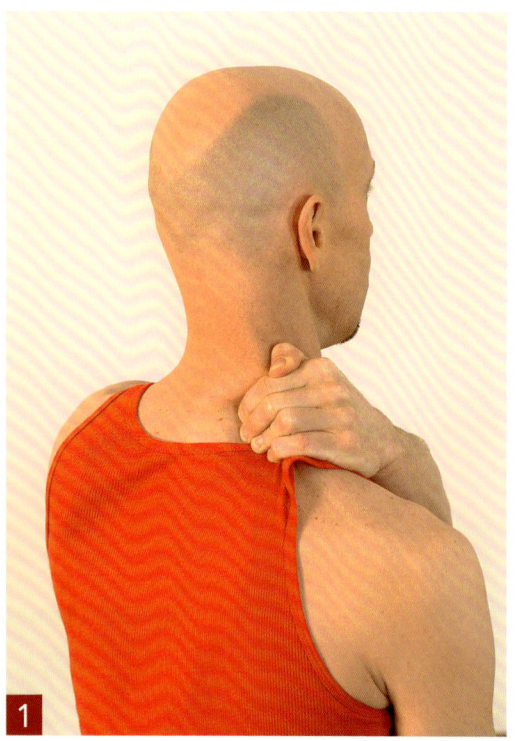

Sie gerade am meisten plagt. Greifen Sie diesen Abschnitt mit den Fingern und kneten Sie ihn ein wenig durch. Hierbei dürfen Sie ruhig etwas anpacken. Der Ellbogen des massierenden Armes liegt locker auf dem Brustkorb, beide Schultern sind möglichst entspannt. Spüren Sie die dabei entstehende angenehme Wärme. Bei Bedarf beide Seiten auf diese Weise massieren.

Variation: Eine andere Möglichkeit ist es, mit den Fingerkuppen genau in den Bereich zu pressen, der gerade schmerzhaft verspannt ist. Meist ist es ein einziger Punkt, der am meisten verspannt ist. Ihre positiven Gedanken helfen Ihnen dabei, diesen Punkt zu lösen. Halten Sie den Pressdruck etwa 10 Sekunden, anschließend mit geschlossenen Augen und entspannt aufrechtem Sitz nachspüren.

Energieströmung

Eine Übung ganz anderer Art, die mehr auf der spirituell-anato-
mischen Ebene ihre Basis hat. Wir versuchen, unsere Energie im
Körper in eine bestimmte Richtung strömen zu lassen. Blockaden
sind häufig dafür verantwortlich, dass die körpereigene Energie
(Chi, Prana) nicht ungehindert fließen kann, was möglicherweise
Krankheiten nach sich zieht. Probieren Sie es einmal aus – hier ist
Ihre Vorstellungskraft gefordert.

2 Sitzen Sie gerade auf einem Stuhl oder am Boden. Reiben Sie
beide Hände so lange gegeneinander, bis Wärme entsteht. Halten
Sie die Handflächen etwa 5 cm voneinander entfernt und stellen
Sie sich vor (oder spüren Sie sogar) wie Energie von links nach
rechts oder andersherum, je nach Gefühl, fließt. Strengen Sie sich
hierbei nicht an, bleiben Sie ganz gelassen und atmen Sie ruhig.
Dann beide Hände in den Nacken legen, die Finger etwas über-
lappen lassen. Lassen Sie nun diesen imaginären Energiestrom
wie einen feinen
Hauch in die Na-
ckenmuskulatur
hineinströmen. Die
Augen sind ge-
schlossen, Sie be-
wegen den Kopf
minimal hin und her
und vor und zurück.
Verweilen Sie kon-
zentriert etwa
1 Minute in dieser
Haltung. Anschlie-
ßend nachspüren,
ob sich die Musku-
latur jetzt lockerer
anfühlt.

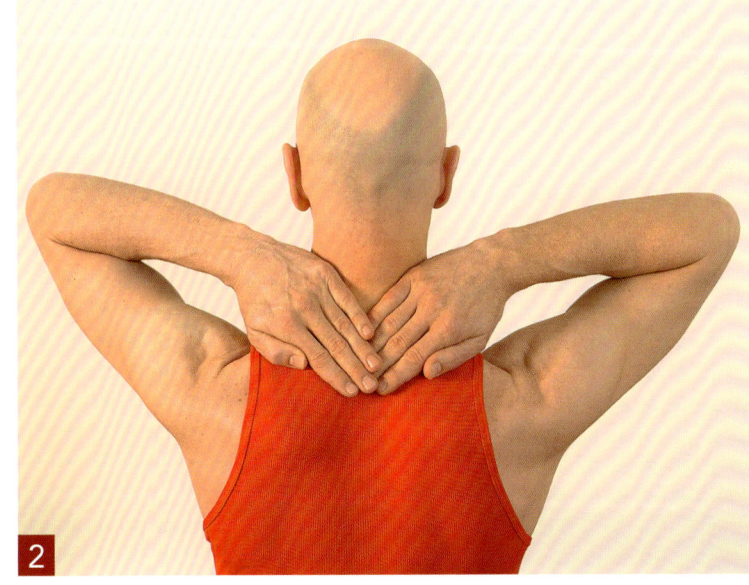

Beobachtungsschule

Diese »Übung« funktioniert am besten, wenn Sie bereits einige Zeit mit diesem Buch gearbeitet haben und sich die Wahrnehmung für Ihren eigenen Körper und das Bewusstsein für Ihre Haltung gefestigt oder zumindest verbessert haben.

Jetzt können Sie auch einmal den Blick in Ihre Umwelt schweifen lassen und die Körperhaltungen Ihrer Mitmenschen beobachten. Wie »halten« sich die Menschen um Sie herum? Gehen oder stehen sie aufrecht, krumm, mit nach vorne geschobenem Kopf, nach hinten geneigt, wie sitzen Ihre Kollegen am Schreibtisch, usw.? Körperhaltungen spiegeln nicht selten das mentale Leben oder die emotionale Verfassung eines Menschen wider. Die Struktur eines Körpers verrät viel über Empfindungen, Gedanken oder Gefühle.

Die Beobachtungsschule besteht aus zwei Teilen. Erstens können Sie die unterschiedlichen Haltungen bewusst nachahmen und spüren, wie sich zum Beispiel schlechte Haltung oder ein krummer Rücken anfühlt, zweitens können Sie jedes Mal, wenn Sie eine »schlechte« Haltung entdecken, diese als eigene Motivation beziehungsweise als Erinnerung für Ihre gute Haltung verwenden. Entwickeln Sie die wichtige Fähigkeit des In-Sich-Hinein-Spürens und erleben Sie dabei viele körperliche und mentale Überraschungen. Mithilfe der Übungen in diesem Buch werden Sie imstande sein, Ihre Haltung und Ihre alltäglichen Bewegungen ständig zum Positiven hin zu verfeinern.

Beobachten, ohne zu werten

Es geht bei dieser Übung nicht darum, im Sinne von schlecht oder gut über andere Menschen zu urteilen. Sie sollten lediglich das Beobachtete ohne Wertung zur Kenntnis nehmen und dadurch die Möglichkeit finden, weiter an sich selbst zu arbeiten. Vielleicht nehmen Sie dadurch eine Art Vorbildfunktion ein - auch das ist im »geistigen« Yoga ein wesentlicher Aspekt. Leben Sie die guten Dinge einfach selbst.

Sachregister

Übungsregister

Über die Autoren

Wolfgang Mießner

Wolfgang unterrichtet seit 25 Jahren gesundheitsorientierte Bewegungsprogramme. Seit vielen Jahren setzt er sich aktiv mit der Yoga- und Pilatespraxis auseinander und ist hierbei besonders auf präventive und rehabilitative Rückenprogramme spezialisiert. Er ist für verschiedene Schulen als Ausbilder tätig, erstellt individuelle Heimtrainingsprogramme, konzipiert und unterrichtet Yoga- und Gesundheitsworkshops für Firmen und Privatpersonen. Als Autor hat er bereits zahlreiche Bücher über Yoga, Pilates und Gesundheitssport veröffentlicht.

Kontakt zum Autor
www.wolfgang-miessner.de

Amiena Zylla

Amiena Zylla arbeitet seit über 20 Jahren als Pilates-, Yoga-, Faszien und Dance-Coach sowie als Ernährungsberaterin und TV-Expertin, sie modelt und schreibt Bücher. Ihren charmanten, lockeren und spielerischen Unterrichtsstil kann man in den Kursen in ihrem eigenen Studio in München erleben, das sich auf Yoga, Pilates, Faszien und Barre Workout spezialisiert hat, oder auch mit Videos, unter anderem auf YouTube. Neben einer Yoga-lehrer-Ausbildung bietet Amiena in München und in weiteren Yogaschulen auch für das von ihr entwickelte Dynamische Faszien-Yoga eine Faszien-Yogalehrer-Ausbildung an.

Kontakt zur Autorin
www.amienaswerkstatt.de und
www.amienazylla.com.

Wir bedanken uns herzlich:
- Für das verwendete Meditationskissen bei
  www.bausinger.de
  Ihr Versandhandel für Übungsmatten und Meditationsbedarf
  72479 Straßberg, Tel. 0 74 34/60 0
- Für das Wärmekissen auf Seite 89 bei
  www.careshop.de – Ihr virtuelles Sanitätshaus
  09337 Hohenstein-Ernstthal, Tel. 0 37 23/6 77 47 60

Literatur

Lodes, H.: Atme richtig. Mosaik Verlag 2000
Mießner, W./Zylla A.: Yoga-Quickies. BLV 2008
Mommert-Jauch, P./Schäfer M.: Der Nacken gesund und schmerzfrei. BLV 2006

Impressum

Bibliographische Information der Deutschen Bibliothek
Die Deutsche Nationalbibliothek verzeichnet diese Publikation in der Deutschen National-bibliografie; detaillierte bibliografische Daten sind im Internet über http://dnb.d-nb.de abrufbar.

2. Auflage (Neuausgabe)

 **BLV Buchverlag GmbH & Co. KG**
80636 München

© 2016 BLV Buchverlag GmbH & Co. KG, München

 www.facebook.com/blvVerlag

Bildnachweis:
Alle Fotos von Ulli Seer

Grafik: Jörg Mair, München

Umschlagkonzeption und Gestaltung:
  BLV-Verlag
Umschlagfotos:
  Vorderseite: plainpicture/Sigrid Olsson
  Rückseite: Ulli Seer

Lektorat: Maritta Kremmler, Martina Gorgas
Herstellung: Angelika Tröger

Gedruckt auf chlorfrei gebleichtem Papier

Printed in Germany
ISBN 978-3-8354-1510-2

Hinweis
Das vorliegende Buch wurde sorgfältig er-arbeitet. Dennoch erfolgen alle Angaben ohne Gewähr. Weder Autoren noch Verlag können für eventuelle Nachteile oder Schäden, die aus den im Buch vorgestellten Informationen resultieren, eine Haftung übernehmen.

Stress auf die leichte Schulter nehmen!

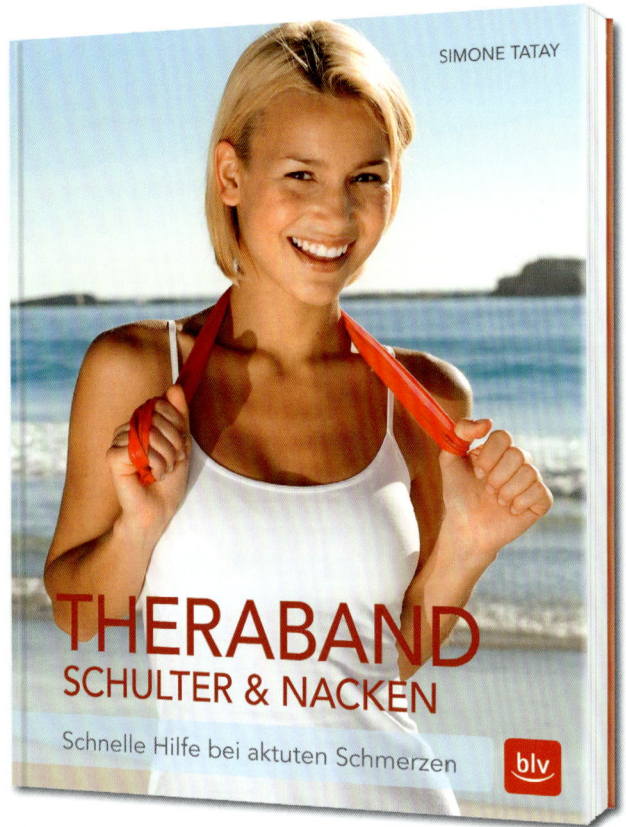

Simone Tatay
Thera-Band® für Schulter und Nacken
Gezielt und effektiv: Training mit dem Thera-Band®. Übungen
zur Entlastung von Schultern und Nacken, zum Kräftigen der
Muskulatur und zur aktiven Entspannung des Körpers. Zusammen-
hänge verstehen: Anatomie von Schulter und Nacken, Ursachen
von Beschwerden, Wirkung des Trainings.
ISBN 978-3-8354-1521-8

www.blv.de